祛濕

發身體排毒力

萬里機構‧得利書局

江海濤 編著

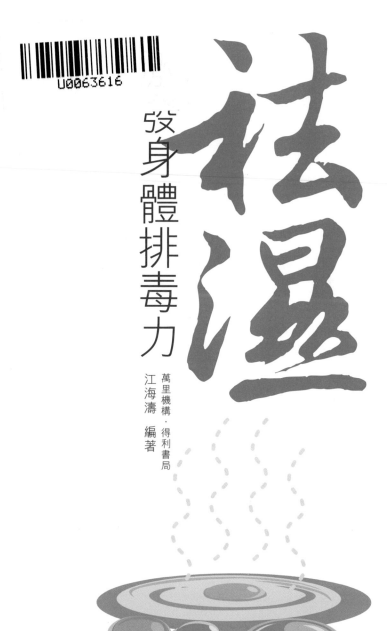

祛濕‧激發身體排毒力

編著
江海濤

編輯
黃雯怡

封面設計
吳明煒

版面設計
萬里機構製作部

出版
萬里機構‧得利書局
香港鰂魚涌英皇道1065號東達中心1305室
電話：2564 7511　　傳真：2565 5539
網址：http://www.wanlibk.com

發行
香港聯合書刊物流有限公司
香港新界大埔汀麗路36號中華商務印刷大廈3字樓
電話：2150 2100　　傳真：2407 3062
電郵：info@suplogistics.com.hk

承印
中華商務彩色印刷有限公司

出版日期
二〇一五年三月第一次印刷
二〇一八年三月第二次印刷

萬里機構　　萬里 Facebook

本書經人民軍醫出版社授權出版、發行、銷售。

本書p11,15,21,25,27,32,39,41,47,59,61,87,107,117,133,142,163,165圖片由123RF提供

前　言

記得有一位50多歲的男士，感冒以後出現咽喉疼痛，自己認為是上火，口服雙黃連等清熱解毒的藥物，結果服用一週也沒有什麼效果，就診時伴有輕微的發熱、咳嗽，看了一下舌苔，特別的厚膩。這種咽痛吃清熱解毒藥是不對症的，因為他屬於濕熱咽痛，當時給予了甘露消毒丹加減，3天後症狀明顯減輕，基本不怎麼痛了。他說這個咽痛是老毛病了，經常反覆，有時要十幾天才能好。之所以這麼慢，就是因為忽視了濕邪的存在，見到有熱就給予寒涼藥物，反而加重了濕邪的鬱閉，即使症狀消失或緩解，也是暫時掩蓋的矛盾，以後還是容易復發。可見濕邪的危害是非常大的，並且在現代人群中非常的常見，應當引起足夠重視。

為了讓人們對濕邪有一個系統的瞭解，本書先從濕邪的本質說起，然後再講濕邪的表現，如何預防避免，並介紹常用的祛濕藥物、方劑，最後整理一下內科常見病中和濕邪有關的症候。

我一向主張寫專業的東西要有科普的通俗，寫科普的東西要有專業的深度。現在有的中醫愛好者水準已經不低了，如果再把「痛則不通，通則不痛」這樣簡單的道理向他們說教，會讓人感到很厭倦。外行雖然不具備專業知識，卻絕對不是愚昧無知，只要能做到深入淺出，是可以把深奧的醫理說明白的，為此本書要寫得有一定深度。但如果走向了另一個極端，全書都是中醫術語，恐怕大多數人又看不懂。中醫不容易被人接受，就是因為中醫的語句不是太好理解，本書希望能用淺顯易明的語言把常見的現象解釋清楚。

寫作過程中我經常假想有一位中醫愛好者在背後不停的觀望，為了讓讀者能看懂，就要避免枯燥無味，盡量少用術語，多用比喻。儘管本書面向的讀者是廣大中醫愛好者，但我同時又假想背後還有一位苛求的中醫專家，他會對書中的紕漏嗤之以鼻，因此論述的時候也是戰戰兢兢，生怕被內行挑出毛病。表面看是解釋一下簡單現象，其實想說清楚也是相當難的，比如對於濕，我們都有親身的體會，但要說出濕背後的原因或實質，恐怕就不容易了；本書要做的恰是這一點，把問題剖開解釋。學習中醫關鍵是道理要理清，明白了理論就不愁臨床，如果不明白其中的道理，看再多的養生書也是沒用。因為沒有甄別能力，當專家的意見不統一時，到底聽誰的就成了問題。如果懂得了道理，就可以依理而行。

　　雖然主題是介紹濕邪的，但中醫是一個整體，可以通過濕邪聯繫到中醫的方方面面，比如要真正明白濕，就必須明白什麼是燥，濕本身又可以化熱或化寒，濕可以通過風來化除，這樣就把風、寒、熱、燥、濕都牽制到了。所以學習中醫盡量由小見大，舉一反三，由一個點向外輻射，逐漸地就能看到中醫的全貌。

　　要想有健康的身體，不是一朝一夕就能做到的，明白養生道理只是邁出了第一步，更為重要的是在日常生活中保持良好的習慣。本書雖然也介紹了不少方藥，但還是建議大家不要過於指望藥物來維持健康，這或許是和其他養生書不同之處。目的是想讓大家不要過懶，「懶病」是很多人都有的，越來越影響到百姓的健康。將來有機會我們可以專門介紹一下中國傳統的健身方法，如果能養成良好的生活習慣，並堅持健身運動，擁有健康的體魄就不再是奢望。

目 錄

3　　**前言**

一、濕邪不祛除，百毒常纏身

10　　從濕邪到濕毒
14　　濕邪形成的途徑分內外
16　　濕邪入體，引發多種疾病

二、掌握識別法，濕邪無處藏

24　　頭髮稀疏，原來是濕濁侵擾
26　　面色發黃，或是氣虛濕滯
28　　皮膚油膩，恐是體內有濕
30　　睡覺露睛，可能是脾胃生濕
32　　耳內流膿，多為肝膽濕熱
34　　舌形與舌苔，原來都和濕氣有關
36　　鼻流濁涕，常因外濕入體
38　　形體肥胖，源於氣虛體濕
40　　胃脘痞滿，起於濕阻中焦
42　　午後潮熱，其實是濕邪纏身
44　　渴不多飲、厭食，其實是濕困脾胃
46　　大便稀溏，多因體內濕盛
48　　小便頻數、渾濁，因濕熱蘊結下焦

三、日常多注意，濕邪難近身

52　　適量飲酒，減少濕濁沉積
53　　少吸煙，擺脫痰濕
54　　合理飲食，健脾利濕
58　　早睡早起，趕走濕氣

60　坐姿端正，保證氣血通暢

62　保持愉悦心情，避免氣機淤滯

64　合理使用冷氣機，以防外濕入體

66　堅持運動鍛煉，杜絕生濕之源

四、認識祛濕藥，濕邪不足畏

70　藿香

72　蒼朮

74　厚朴

76　砂仁

77　威靈仙

78　茯苓

80　澤瀉

82　薏苡仁

84　萆薢

85　白朮

86　茵陳

88　石菖蒲

五、巧用中藥方，對症祛濕邪

92　二妙丸，治療濕熱下行

94　蒼朮地榆湯，治療脾經受濕

95　白芷丸，治療表濕流涕

96　紫蘇陳皮方，治療寒濕上行

98　二薑丸，治療脾濕腹痛

100　陳香櫞散，治療氣滯腹痛

101　丁夏湯，治療痰濕阻滯

102　金剛丸，治療腎虛致寒濕侵襲

104　郁李仁飲，治療水濕便秘

106　麥蘗散，治療脾濕胃脹

108　貝母、乾薑，治療痰鬱胸膈

110　二賢湯，治療食後痰濕胸滿

112 尤附湯，治療寒濕痺痛
114 遠志湯，治療痰濕健忘
116 青金丸，治療痰濕哮喘
118 連蘇飲，治療急性濕熱嘔吐
120 葶藶丸，治療胸膈水濕
121 九味羌活湯，治療外感風寒
122 敗毒散，治療體內濕邪堆積
124 龍膽瀉肝湯，治療濕熱下墜
126 三仁湯，治療濕熱阻滯三焦
128 甘露消毒丹，治療濕熱毒邪
130 蒿芩清膽湯，治療少陽鬱閉
132 溫膽湯，治療膽火濕熱
134 香附旋覆花湯，治療胸脅疼痛
136 達原飲，治療瘟疫
140 半夏瀉心湯，治療心下痞滿
144 小陷胸湯，治療心下結滯
146 枳實導滯丸，治療腸道濕滯
148 一加減正氣散，治療脘腹脹滿
150 杏仁石膏湯，治療黃疸
152 加減木防己湯，治療濕熱阻於關節
156 半夏白尤天麻湯，治療風痰上擾

六、祛濕排體毒，妙治常見病

160 感冒
162 咳嗽
166 失眠與多寐
168 胃痛
169 頭痛
170 痞滿腹痛
171 泄瀉
172 痺症
173 腰痛
174 水腫

第**1**章

濕邪不祛除
　百毒常纏身 ....

濕邪已經成為現代社會中十分常見的一種疾患，很多人伸出舌頭可以發現舌苔厚膩，或排大便時粘滯不爽，或皮膚容易生濕疹，或是不斷地清嗓子，這些都是體內有濕邪的表現。那麼濕邪到底是如何形成？又為何會引發疾病呢？本章將帶大家一探究竟。

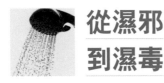

從濕邪
到濕毒

　　濕邪是中醫學中獨有的概念，現代醫學中沒有濕這個說法。濕和燥是相對的，都是自然界中的現象，和人的健康狀況有什麼關係呢？「人以天地之氣生，四時之法成」，因此人體不可能擺脫天地之氣而獨立存在。中醫認為人體和自然界是相感應的，所以自然界的氣候現象也能影響到人體的氣機運行。

　　自然界的氣候狀況如果按照五行來分類，可以分為風、熱、濕、燥、寒五種，分別對應於木、火、土、金、水五行。這五種氣候反映了自然界之氣處於不同的運動狀態，先來說寒熱，熱和寒是一對溫度概念，和物體分子的無規則運動有關，運動的越劇烈就越熱，反之就寒。這種概念轉換為中醫對自然的認識就是，氣動則生熱，靜則生寒。再來看風，風和熱一樣也是動的，和熱不同的是，風運動有一定的方向，不像熱是無規律的分子運動，颳風時所有的分子都有一個大致相同的流動方向，可以說風能把一團雜亂無章的氣機梳理順暢，所以氣流行則為風。

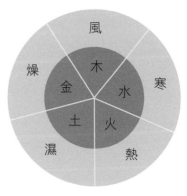

濕和燥的本質

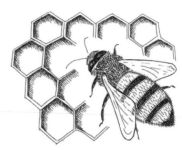

天地之氣好似蜜蜂窩

　　那麼燥和濕對應了什麼氣機狀態呢？它們反映了氣的排列是雜亂擁擠還是規則通暢，如果這團氣排列的一團亂麻，理不出頭緒，並且擁擠不堪，這可以說是濕的狀態；如果排列的井井有條，非常通透，那就是燥的狀態。

　　我們可以把天地之氣比喻成蜜蜂窩，如果這個蜜蜂窩建得橫七豎八，毫無規律可言，蜜蜂在裏面懵作一團，非常的窒塞，這時可以叫做濕；如果蜜蜂窩建成規律的六邊形，蜜蜂可以順暢地出入，毫無阻滯，就可以叫做燥。

　　我們可以體會一下，夏季暑熱蒸騰的時候，到處都充滿潮濕，給人一種黏糊糊不爽快的感覺，這說明了天地之氣處於一種雜亂無章的狀態。到了秋季天氣一轉涼，那種濕乎乎的感覺消失了，代之以一種清爽的感覺，這說明天地之氣恢復了有序性，有了這種有序性，氣機就變得通透潔淨，沒有有序性，氣機就是窒悶污垢。

　　話說東南地區的人常笑話西北地方的人不講衛生，認為西北人經常不洗澡。如果真正到了西北就會發現，確實不用頻繁地洗澡，因為西北的氣候是乾燥潔淨，基本不怎麼出汗。而東南地區天天濕氣蒸騰，身上經常潮乎乎的，當然要髒得快。古代認為嶺南地區多山嵐瘴氣，就是因為東南方的氣機不通透，窒悶而容易藏垢。古人在有瘴氣的山區裏行走有時要佩戴香囊，靠香氣來驅逐邪氣。到了西北乾燥的沙漠地區絕不會出現這種情況。

　　中醫中認為秋季屬於燥金，為什麼把燥和金聯繫起來呢？因為金屬的東西都有通透性，無論是導電還是導熱性能都非常好，這是由其內在結構決定的，金屬的原子排列都是整整齊齊，像城市中的街道橫平豎直，電子可以在裏面順暢地移動。暑季屬於濕土，把濕和土聯繫起來，土的反應性

在各方面都很緩和，它導電導熱都非常差，就算敲擊也不會發出金屬般清脆的聲音，什麼東西都在它這裏阻斷或緩衝了，這就說明了它的內部結構是無序的，所以土和濕是同性的。

我們再來看一下金屬的特點，它有固定的熔點，不是以固態形式存在就是以液態形式存在，絕不會有一種泥濘的狀態，這也說明了金的性質「爽快」，再看松香、飴糖等混合物，到達一定溫度後會出現黏黏糊糊的狀態，既然黏糊就不會爽快，就對應於濕。所以說清脆的性質屬燥，軟乎的性質屬濕。

明白了濕邪的本質就可以知道：祛濕的方法雖多，概括起來不外乎兩種，一個是條暢氣機，一個是淡滲利濕。就像處理交通擁堵的方法，一是把馬路修得井然有序，二是減少路上的車輛。

濕熱、寒濕和濕毒

那麼濕又分為濕熱和寒濕是怎麼回事呢？剛才說過，氣動則生熱，靜則生寒。一團氣被阻擋得運行不暢了，如果它還有實力，還想掙扎着運行，那麼這團氣會變得更加熱鬧擁擠，這種狀態就是濕熱；如果這團氣實力不足了，在一個不通暢的環境中，它可能乾脆停下來不動，這種狀態就是寒濕。

濕邪鬱滯日久可以化熱，由濕而生的熱和普通的熱是有區別的，濕熱有鬱閉性，不像一般的熱容易散開，就像在一個密閉的容器裏面又熱又擠，時間長了就會變質，最後會形成熱毒，熱毒形成以後會腐蝕正常的氣血，使氣血腐敗出現瘡瘍，如口舌生瘡、大便下血、皮膚癤腫等等都是熱毒的表現。可以說濕毒就是濕邪在量變的基礎上產生質變了，我們說濕邪就是由於某種原因使機體的氣機產生壅堵，這團氣並沒有變質。像馬路堵車一樣，把交通堵塞疏通開以後，車還是正常的車。濕毒就不一樣了，它是氣機擁擠得厲害，這團氣聚集起來以後改變了性質，變成了恐怖組織之類的

團體，這樣它會對正常的氣血進行傷害，表現出一系列「毒」的性質，比如出現紅腫熱痛。因為熱的性質是動，寒的性質是靜，靜就不會禍害正氣，所以毒大部分都是熱性的，寒性的也有，非常少。對付濕毒不能用一般的清熱燥濕方法，這些方法力度不夠，而要用清熱解毒藥，比如黃連、黃芩、大黃、蒲公英等等。清熱解毒藥一般都非常苦寒，性寒能夠清熱，而味苦能幹什麼呢？在五行當中苦味屬火，火有發的作用，所以苦味在體內可以發破，它起的作用就像一顆手榴彈，能夠把結聚的毒氣炸開，然後用寒性把熱氣滅掉，這樣就把變質的濕毒去除了，當然具體用藥也不是單純用清熱解毒藥，因為對待叛變的邪氣不是光爆破就算完的，爆破開了總還要把殘渣打掃乾淨，不然這些殘渣仍然在原地堵塞着，所以在開破的同時也常配合疏通氣機的藥、活血的藥等等，讓這些藥物綜合起來起作用。

　　由上面的分析我們知道，濕熱、寒濕、濕毒都以濕為基礎，到了濕毒的階段，普通百姓就難以掌握具體治療方法了，需要找專業人士診治。本書主要探討濕邪，袪除了濕邪就阻斷了從濕到熱到毒的發展。且書中多介紹識別濕邪和預防濕邪的方法，以便把健康隱患消除在萌芽的狀態。

濕邪形成
的途徑分內外

　　中醫中說濕分為內濕和外濕，就說明了它的形成途徑有
兩種。內濕是人體的氣機運行過慢過緩，形成了壅滯；外濕
是長期處於潮濕環境，使外界的潮濕侵入體內造成的。

　　內濕可以是由於機體缺乏運動形成的，長期的非坐即臥，從來不抽出
時間來健身，外在靜止必然導致內在的氣血運行緩慢。也可以是情志長期
不舒暢造成的，有鬱悶的情緒就會有鬱滯緩慢的氣機。還有一種可能是機
體的氣血偏虛，無力運行。河道裏水流過緩時會在河床沉積淤泥，體內氣
血運行過緩也會醞釀出濕濁。

　　內濕比較好理解，外濕就有點費解了，人體的內外有皮膚阻隔，我們
泡在水裏游泳，水並不會透過皮膚進入身體，外界的濕氣怎麼能進入體內
呢？實際上並不是濕氣真正地進入了體內，而是體內的氣機感應到了濕
氣。中醫認為氣是能夠互相感應的，處於潮濕環境，機體就會感受到這種
粘滯之氣，時間長了體內的氣機也變得遲緩，逐漸就形成了濕邪。

　　就像傷寒一樣，中醫認為傷寒就是體表被寒邪困住了。寒氣不過是溫
度較低的一種表現，又不是一種實體的物質，怎麼會呆在體表不走呢？其
實傷寒的實質也不是寒邪真的束縛在了體表，而是機體感覺到寒冷以後，
主動關閉了體表的開放功能，形成了毛孔閉塞、發熱惡寒等閉而不開的狀
態。中醫學在表述的時候不可能每次都把這個過程描述一遍，那樣太麻煩
了，因此約定俗成的把這個過程叫做傷寒。就像我們每天都掛在嘴邊的「太
陽從東邊升起」，其實也是一句約定俗成的話，它是以地心說為基礎的，

並不是事實。從天文學的角度看，是地球的自轉使得太陽出現在我們東邊，但是真實情況表述起來過於麻煩，所以我們每天還在說着「太陽從東邊升起」這句錯誤的話。

　　由此我們知道外濕的本質不是濕氣從體外進入了體內，而是由於氣氣相感使得體內之氣出現與體外之氣相近的狀態。提到氣的感應我們總有一種虛無縹緲的感覺，有些半信半疑，認為兩種物體沒有接觸，不會發生切實的作用。可是我們知道磁鐵吸鐵也不用接觸就能產生引力，變壓器中的兩個線圈也是互相絕緣的，卻能夠切實地傳遞能量。在物理領域中沒有人對感應現象懷疑，但對醫學領域就開始懷疑，這是因為社會中佔主流的現代醫學還沒有脫離對有形物質的研究，沒有提升到氣的層次，傳統的中醫學千百年來一直在研究氣，所以氣氣相感在中醫理論中並不成問題。

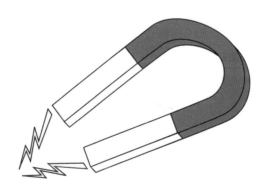

氣氣相感與磁鐵引力現象相近

濕邪入體
引發多種疾病

　　濕邪的最根本性質就是粘滯不爽，在體內一旦形成了濕邪，它就會留滯於臟腑經絡，阻斷氣血運行的通路，使氣機升降出入失常，阻遏在頭部可出現頭昏蒙沉重，在胸腹可出現胸悶脘痞，於小腹則有小便短澀、大便不爽等症狀，這些症狀一般沒有尖銳清晰的痛苦，但卻有一種持續纏綿的不適感，總感覺甩不掉，這就是濕邪粘滯的特點。

濕邪易傷陽氣

　　古人說濕為陰邪，易傷陽氣，一般寒邪易傷陽氣容易理解，濕邪也易傷陽氣並不是因為它夾有寒性，前面說了濕邪和寒邪是兩回事，而且濕邪不僅可以夾寒，它還有濕熱的情況。那麼濕邪易傷陽氣是什麼意思呢？因為濕邪有一種滯後性，它黏膩不清而滯緩，幹什麼事都容易拖後腿，而陽氣有一種開拓性，任何事情都要有陽氣先進行開拓，這樣一個想開拓，一個羈絆它，就產生了矛盾，所以說濕邪易傷陽氣。一般被濕邪困住的患者，陽氣都不會太旺盛，往往面色淡白，精力不好。雖然說濕邪有時會化熱而形成濕熱，但濕邪本身還是陰邪，葉天士[1]說過「通陽不在溫，而在利小便」，意思是用通小便的方法去濕，濕氣去了，陽氣自然就能夠升發，說的還是濕邪容易困阻陽氣，濕去則陽氣容易恢復。

---

[1] 葉桂，字天士，號香巖，別號南陽先生，晚號上津老人，江蘇吳縣人。清代名醫，四大溫病學家之一，與薛雪等齊名。

　　在體內的臟器中脾主運化水濕，脾的性情又是喜燥而惡濕，可見濕邪和脾正好是死對頭，因此濕邪常常要找自己的冤家出氣。它得勢以後先困脾，並且是先收拾脾陽，使脾陽不振，脾主運化的功能就受到限制，最終出現腹瀉、水腫、腹水等病症。

濕邪令人周身困重

　　濕邪還有一個特點即重濁。具體來説重濁又可以分為「重」和「濁」，重是指感受濕邪以後，它會像一張蜘蛛網一樣把人捆住，人體活動着費力，就會產生一種重著感，常可見頭重如裹、周身困重、四肢痠懶沉重等症狀，整個人可能都發懶不願意動。如果濕邪留滯在了體表，可以出現肌膚不仁；留滯在了關節，會出現關節疼痛重著，屈伸不利，中醫中稱為「濕痹」或「著痹」。濁即穢濁，多是指分泌物穢濁不清。濕的本質是氣團無序排列，像一個房間裏面堆滿亂七八糟的東西，肯定給人一種不講衛生的感覺，有一種污濁感，它的臨床症狀可以有面垢多眵、下痢黏液膿血、小便渾濁、濕疹浸淫等，這都是濕邪穢濁的表現。同時由於濕性黏滯，這些排出物及分泌物多滯澀而不暢，如下利的同時又有裏急後重，大便排出得不乾淨不痛快。這種粘滯的特點表現在病程上就是纏綿難愈，病程較長或反覆發作。所以治療濕邪形成的疾病不能急於求成，比如風濕侵襲體表關節，這時需要向外散邪，體表的邪氣一般要通過發汗法完成；如果有濕邪夾雜時就一定不能大汗淋漓，因為風邪易去，濕邪易留，出汗過快過猛，就容易出現風去濕留的狀況，給進一步治療帶來困難。

　　濕邪不僅是痊愈較慢，發病也是一個漸進的過程，它不像感受風寒一樣，剛一發病即感覺發熱惡寒、周身不適，濕邪的發病常常在不知不覺中出現了，説不清具體是什麼時候開始的，有一句話叫作「溫水煮青蛙」，就類似於這種情況，感到不舒服了，但還搞不清痛苦哪來的，所以濕邪常常被人忽視。

濕邪在不同部位有不同表現

濕性既然重濁，它就不容易漂浮，因此濕邪有趨下性，發病多見於下部，如下肢水腫明顯。淋濁、帶下、泄痢等病證，也多由濕邪下注導致。但需要注意，濕邪趨下不代表上部就沒有濕邪，趟涼水當然是下部受濕，而淋雨或者是鑽霧，就有可能上部受濕，躺在潮濕的地上，又可能背部受濕，如前面說的頭重如裹，顯然是頭部受濕。

濕邪存在於人體的不同部位，就會有不同表現。如濕邪在體表時，可以出現周身沉困、四肢痠懶沉重、皮膚濕疹等症；在體表時若不及時治療，它會逐步深入，從體表進一步侵入了關節，則關節痠痛、沉重、活動不利，痛處不移、侵犯頭部可出現頭重如裹；停滯胸腹部表現為胸悶脘痞，食慾不振，小便短澀，大便不爽；又因為濕性趨下，可出現下肢水腫、淋濁、帶下、泄痢等病證。典型的濕證都有舌苔厚膩，偏熱的是黃膩，偏寒的是白膩。

為什麼會出現舌苔厚膩呢？

正常人舌苔薄白，是因為在舌面上也進行着新陳代謝，就像一眼泉水一樣，下面不斷地有清新的水涌上來，使這眼泉總是潔淨的，這種升騰的力量是肝脾之氣，如果由於濕邪導致機體氣機滯緩以後，肝脾的升騰之氣不能翻上來，舌面上就像死水一潭，會有淤泥沉積，這樣舌苔就逐漸增厚並黏膩。濕邪的脈象大致可以有沉澀細遲等等，這些脈象總的來說會反映濕邪的氣機特點，即氣運行得不夠流利，反映在脈象上也是或細或澀等運行困難的表現。

濕邪引發肥胖和「三高」

上面説的濕邪症狀還只是初期表現，真正的危害還在後面。它能夠導致一些慢性病。由於濕邪的本質是過緩，使整個人體的運行節奏都變得遲緩，一些重濁的東西就會在人體很多部位沉積下來，最顯而易見的就是肥胖，可以説是濕濁沉積造成了大腹便便的體型。胖人大都比較懶，就是因為他們的體質偏濕，濕邪阻滯了氣機的運行，氣一緩人就容易發懶。肥胖的後續效應大家都很熟悉了，可以進一步導致「三高」、糖尿病、心腦血管疾病。

先説高脂血症，血脂是一種非常濁膩的物質，像澤瀉這種利濕的藥物同時還有降脂作用，所以説血脂和濕邪屬於同一種性質。血脂如果高出了正常範圍，血液就會變得比較渾濁，而這些渾濁的物質伴隨着血液循環在體內到處流動，逐漸在血管壁沉積，天長日久血管就變得狹窄，影響到重要器官的供血，危害是很大的。

血脂為什麼會高出正常範圍？

中醫認為，高血脂主要是脾不升清，脾升清的實質就是把濁膩的物質轉變成輕清的物質，這種轉變靠的是脾的運化功能。輕清的物質才能正常地給機體提供能量，如果脾受到濕邪的控制，導致運化能力不強了，會把大量的半成品輸送到血液，就像給汽車燒了劣質汽油，會對車造成損害。因此祛濕健脾升清是治療高血脂的一大原則。

　　再來說糖尿病，最早時說糖尿病的典型症狀是「三多一少」，體型應該是消瘦的，並且常伴有一系列陰虛火旺的症狀，所以很多人主張糖尿病應該屬於中醫的消渴病，但近年來情況發生了較大的變化，糖尿病人不但不消瘦，反而較為肥胖，也沒有陰虛火旺的症狀，所以不能再歸屬於消渴病了。它的病因仍然是脾虛，仍是脾升清功能不足，為什麼這麼說呢？糖分雖然沒有油脂那麼膩，但也是粘滯的，所以糖分高的血液相對糖分低的血液更濁，從這個角度說，血糖高就是因為脾運不足，不能及時的把糖分轉化掉造成的，既然脾的功能不好，糖尿病人伴有濕邪也就不難理解了。

　　高血壓和濕邪的關係不如上面兩種那麼密切，但也有一部分高血壓是濕邪造成的。血壓增高既可以是泵血動力過強引起的，也可以是循環阻力過大引起的。動力過強的一般伴有肝陽上亢的表現，脈多弦緊有力，這些人不一定有濕邪；循環阻力過大的情況往往和脾虛生濕有關，因為脾氣一虛機體的氣機就運行遲緩，再加上濕邪使得脈管阻力增大，遠端就可能供血不足，這時機體必然靠增高血壓來保證遠端組織器官的供血。這種血壓高的病人，脈象未必有力，反而多有沉細無力的表現，這是由於濕邪的阻礙，使血管血液的能量都憋在了近心端，不容易傳遞到手腕。當然許多三高的病人可能沒有明顯的濕邪症狀，但是體內壅滯不通，這種清濁不分的狀態和濕邪的病機是相同的，所以在防治上也可以借鑒祛濕的方法，如疏散壅滯、芳香理氣、健脾化濕等等。

　　既然濕邪能夠導致這麼多重大疾病，去除濕邪，防患於未然就是非常必要的了。我們不能等到三高出現時再開始祛濕，那時已經不單純是祛濕的問題了，因為天長日久，機體已經發生了複雜的改變，可能伴隨有血瘀痰阻、氣血虧虛、五臟不調等等一系列的問題，治療起來事倍功半，甚至需要常年服藥。對自己身體負責的人一定是盡量早地阻斷疾病的發展趨勢，並保持有良好的生活習慣，才能保證大病不沾身。

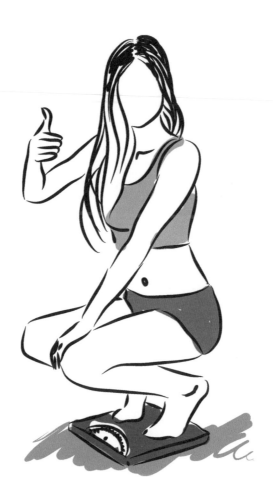

去除濕邪需防患於未然

第2章
掌握識別法
濕邪無處藏 ....

濕邪和許多疾病息息相關，而且可以通過面色、體型、舌象等多方面表現出來。正所謂「知己知彼，百戰不殆」。要想防治濕邪，就必須先識別它，本章讓我們逐一進行介紹。

頭髮稀疏
原來是濕濁侵擾

　　脫髮有多種不同的原因，如血虛受風、腎虛、精血不足等，若兼有頭皮發癢，多頭油、頭皮屑，氣味穢濁等，則多為濕邪內盛。濕濁之邪會隨着氣血到達頭皮，頭皮平時受到的是氣血的滋養，現在又有了濕邪的干擾，會使頭皮產生不舒服的感覺，這種不舒服的原因是什麼呢？

　　頭皮平時都是接受氣血滋養，對氣血特別熟悉，氣血就像自己家中的成員，所以頭皮沒有什麼不舒服，現在突然夾雜了濕濁，像是家中來了生人，它肯定感覺很不自在，濕邪的刺激當然不會像風寒侵襲或實物敲擊那麼峻烈，所以不會感覺到疼痛，而是會感到發癢。當然如果濕邪嚴重，還可能有「不仁」的感覺，就是感覺不太靈敏，這是濕邪遲鈍的特性決定的。如果是寒邪侵襲身體為什麼會感到疼痛呢？寒邪比較危險，侵犯頭皮以後不僅僅像來生人一樣彆扭了，還會有打砸東西等暴力行為，刺激比較強烈，所以有疼痛的感覺。

　　當然頭皮癢也未必都是濕邪造成的，風邪更容易造成頭皮發癢。因為風邪有流動性，它在頭皮上輕輕地一流動，就像羽毛拂過或蟲子爬過一樣，自然也造成頭皮癢，所以僅憑頭皮發癢還不能斷定是濕邪的原因，濕邪還必須有頭油多這一特徵。濕邪在頭皮積累過多，就會從髮根分泌出來，表現為頭油增多，這是病理性的頭油增多，不僅在量上比正常人頭油多，在質地上也更穢濁，所以靠近頭部可以聞到腥濁之氣。頭油的分泌都是從髮

根的毛孔出來的，使得發根得不到正常氣血的滋養，而是被濕濁浸泡，因此會大量脫落。

　　當然也不是有濕濁的都脫髮，有的人頭髮總是很油膩，也沒有脫髮，這一是和體質有關係，二是和濕邪穢濁的程度有關。就是說有人的頭油百分之二十是濁的，有的人百分之八十是濁的，對頭髮的危害肯定不同。頭油必須是質清的才能有正常的滋潤作用，如果是穢濁的，在黏膩的同時，還會伴有較多的頭皮屑，這就像劣質的化妝品一樣，沒有滋潤的作用。

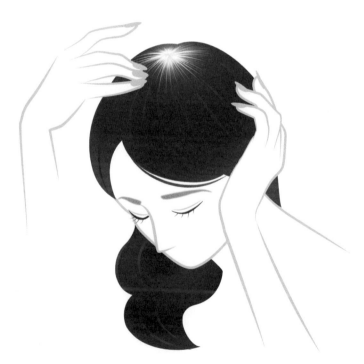

濕邪或引起頭皮發癢和脫髮

面色發黃
或是氣虛濕滯

　　我們國人的面色都是黃色的，每個人可能有偏白、偏黑、偏紅的不同，但底色都是淡黃色。這個淡黃是很中間的一種顏色，和五行中土居於中宮是一個道理，如果表現的不中正了，出現過淡或過黃，都不是健康的臉色。

　　如果臉色過淡就是萎黃了，表現為枯萎而不潤澤，這種面色肯定健康狀況不好，那是氣血虧虛的表現，面部能夠光澤紅潤是氣血濡養的結果，氣血在裏面虛到一定程度，反映到外面就是面色變得萎黃甚至晄白；相反，面色黃得過深也不好，一般是由於脾失運化，致使濕邪內蘊，濕邪生成以後把身體的氣機拖得緩慢，滯緩的氣機表現在行動上是困倦懶動，表現在性格上是不愛着急，表現在膚色上就是呈現黃色，這時可以叫做脾土之色外現。面色看上去黃而發滯，沒有鮮活靈動的感覺，若面色不是黃滯，而是虛浮的黃，那也因為脾失健運，而且不僅僅是有濕了，又進一步形成了水濕，水濕氾濫肌膚導致面色虛浮，這種虛浮的感覺就像東西被水泡過一樣。

　　如果不僅面部和身體俱黃，連眼睛和小便都黃的，稱為黃疸。黃疸又分為兩種，黃而鮮明如橘皮色的，為陽黃，多由濕熱蘊結所致；黃而晦暗如煙熏的，稱為陰黃，多因寒濕內困而成。黃疸和普通的面色黃是不同的，普通的黃還可以看做是亞健康狀態，隨着體質的增強可以改善。一個面色萎黃的人如果注意鍛煉，並且生活規律，過一段時間再碰到熟人，可能會被告知面色改善了。黃疸則肯定是病理性的，這是因為黃疸涉及的層次比較深，它已經影響到血分了。

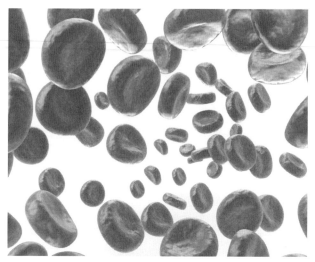

血細胞遭破坏引發黃疸

現代醫學如何看待黃疸病？

　　按照現代醫學的概念，黃疸是膽紅素過高的表現，膽紅素是由紅細胞中的血色素製造的，出現黃疸肯定是血細胞遭到了破壞。所以如果不僅膚色發黃，連白眼球和小便都發黃的就要去醫院檢查了。

皮膚油膩
恐是體內有濕

　　我們的面部平時都有油脂的分泌，這些油脂可以起到滋潤作用，使面部不會過於乾燥，一般來說夏天由於氣向外開散，出汗及分泌油脂都比較多，其他季節分泌得相對少一些，所以到了冬天，皮膚乾燥的朋友都要塗抹一些潤膚霜。而有些人則相反，不僅不用塗抹任何東西，反而一年四季面部總是油乎乎的，平時看上去臉上有種濁膩的感覺，洗臉時打一遍肥皂都洗不乾淨，這也是體內有濕的現象。

　　有濕可以表現在不同的地方，如果面部油膩，一般是伴有胃不降濁的病機。胃腸處於人體的正中央，是一條中空的管道，這條管道具有降濁的功能，胃能夠把五穀雜糧都接納進來，分離出精微物質轉交給脾臟，然後把穢濁的殘渣繼續往下排。我們也可以把胃理解成一個打麵機，糧食進入以後分為麵粉和麩子，麵粉被取走做飯了，麩子則從下面排出去，只有管道通暢，麩子才能順利地下去。總之，胃必須下行才能保持正常的性能，如果不能下行，則會出現類似下水道不通的問題，污濁的東西會泛上來。更為煩人的是會使得清濁分離得不好，就像打麵機下面堵住以後，麩子排不下去，打出的麵粉裏面就可能含有麩子。

　　同樣，胃中的濁氣不降，會使正常的清氣中也有濁膩物質混雜，這樣濕濁會隨着氣血的流行沉積到其他部位，之所以在面部很容易表現出來，是因為胃經和面部的關係非常密切，胃經是從面部循行下來的，我們常說

「陽明主面」，這裏的陽明就是指足陽明胃經。因此胃的降濁功能不好時，會出現兩個後果，首先是清濁分離不好，清氣中混雜了濁氣，其次是濕濁之氣會沿着陽明胃經上熏於面部，出現面部污垢油膩。

面部油膩用半夏，頭皮油膩用茯苓

面部的油膩和頭皮的油膩都是濕濁的表現，但所屬的經脈有些不同，面部的屬胃經。頭部的可以屬膀胱，因為膀胱經就是起於目內眥，然後沿頭皮翻到背後去的。另外，「腎者……其華在發」。「華」有榮華外露之意。頭髮的營養雖然來源於血（所謂「發為血之餘」），但頭髮的生機，根源於腎氣。所以頭油過多可以看成是膀胱和腎這個系統的濕濁過多。

【半夏】味辛，性溫。歸脾、胃、肺經。具有燥濕化痰，降逆止嘔，消痞散結的功效。常用於濕痰咳嗽、風痰眩暈、痰厥頭痛、嘔吐反胃、胸脘痞悶等。

既然這兩個部位的油膩屬於兩個系統，用藥也略有不同，面部的油膩應該以半夏為主藥，因為半夏能夠治療嘔逆，在經方中經常是有嘔吐的加半夏，可見它有降胃氣的作用，同時它性價比高，又有很好的化痰濕作用，化痰的經典方二陳湯就用到半夏，所以半夏用在這裏一舉兩得，既可以降逆又可以化濁。

【茯苓】味甘、淡，性平。歸心、脾、肺、腎經。主治胸脅逆氣、憂恚、驚邪、恐悸、心下結痛，寒熱煩滿咳，逆口焦舌乾。

頭皮油膩的以茯苓為主藥，茯苓有利小便的作用，因此它可以利腎和膀胱的濕濁，而且它本身就具有升清降濁的雙重功效，升清就可以把清氣供到頭皮去養髮，所以用在這裏非常合適。現在有個名方叫一味茯苓飲，就是治療濕濁上泛而引起的脫髮。

睡覺露睛
可能是脾胃生濕

　　我們在生活中有時可以看到一些人睡覺時眼瞼閉合不好，半睜着眼睡覺，以為他還在醒着呢，跟他一打招呼發現人家已經睡着了，一般胖人多見這種情況，這可能有脾濕內蘊，濕邪影響了脾臟的正常功能。

脾臟影響眼瞼開閉

　　中醫把眼的各個部分根據特徵歸屬為五行，即瞳仁屬腎，稱為水輪；黑睛屬肝，稱為風輪；兩眥血絡屬心，稱為血輪；白睛屬肺，稱為氣輪；眼瞼屬脾，稱為肉輪。因為在這幾個部位當中眼瞼是黃色的，且質地柔軟，和脾臟緩和的性質相近，説明它由脾臟所主。眼瞼的工作不外乎開啟與閉合，這些動作完成都是脾在起作用，脾在下面怎麼能控制到上面呢？

　　總公司和分部之間肯定是有聯繫的，具體怎麼聯繫我們不用管它，可能是同氣相求，也可能有脈絡，有朋友説脾經不經過眼啊，這個脈絡不一定是十二經脈，人體的經脈有不同的層次，不是只有十二經脈這一套系統，比如佛家修持的人還講中脈，我們中醫怎麼沒有呢？到底哪個是正統，或者説到底哪個對呢？不要這樣糾結，不同的經脈系統是不同層面的表現，比如兩個人既可以有書信聯繫，也可以有電話聯繫，這兩種聯繫都是真實存在的，不是説兩個人通書信了，就肯定不能再通電話。所以不要把十二經脈看成唯一的真理，其實人的經脈也不一定一輩子不改變，我們説經脈

如河流，河流可以不斷地改道，經脈遇到不通的時候也有這種可能，就像西醫説的血管不通可以形成側枝循環道理一樣。

脾和眼瞼之間是有某種聯繫，但具體怎麼交流的呢？脾的清陽之氣能夠上升，所以脾可以通過脾陽來給眼瞼傳達命令，現在脾臟生出了濕邪，濕邪會阻礙清陽之氣上升，上下的聯絡中斷，因此脾被濕困就可能使眼瞼的啟閉失常，所以睡覺露睛。當然露睛也可見於正常人，如《三國演義》中説張飛就是睜眼睡覺，范彊張達兩個人想暗害他時都被嚇了一跳。

脾受濕困需要升清降濁

需要注意的是脾受濕困是影響到了眼瞼的啟和閉兩方面，所以不僅可以表現為眼瞼不閉合，眼瞼下垂造成的睜眼費勁也屬於這個原因。前面我們討論了顏面油膩是胃的降濁功能出了問題，那麼眼瞼的啟閉失常就是脾的升清功能出問題，中焦的升清和降濁是相輔相成的，都和濕邪有密切的聯繫，升清和降濁組成一對力偶，把中焦這個軸拉轉，濕邪的阻滯把中軸黏住了，升清和降濁的作用也就停止。可以説中軸停運和升降失調是互為因果的。

如何治療脾受濕困？

治療時要從升清、降濁、化濕三方面用藥，比如柴胡、防風、羌活這樣的風藥能夠升提，可以起到升清的作用，茯苓、澤瀉、半夏等藥物可以降濁，這兩類藥物增大了力偶的強度；白朮、陳皮等苦溫藥物能夠化濕，可以看做是去掉輪軸的粘滯。對待中焦的停運，基本都以這三類藥物打底，酌情還可再加調肺或疏肝的藥物以協助。

耳內流膿
多為肝膽濕熱

　　有人耳內經常流膿，膿液多，甚至黃稠有腥臭氣，耳內有脹悶感，耳痛，耳鳴，或聽力下降，口苦咽乾，易怒，小便黃赤，舌紅，苔黃膩等。一般屬於肝膽濕熱。膽的經脈是圍繞着耳朵的，肝脈雖然不直接和耳朵發生聯繫，但肝和膽是表裏關係，二者常一起起作用。

　　肝和膽都能夠疏洩氣機，它們的功能失調使疏泄功能失靈，會導致氣機凝滯，進一步也會形成濕邪，濕邪在凝滯的氣機中更容易化熱，濕熱蘊蒸氣血就會化膿，通過肝膽所主的耳朵流出來。耳內有脹悶感也是因為氣機不通暢，濕熱打擊耳內正氣就會有耳痛。耳鳴、耳聾也是耳朵內氣機不通造成的，這種耳鳴的特點是會聽見低頻的潮水聲，肝膽不通暢，氣機從下面湧上來，就是低頻聲，如果是高頻的知了叫聲，那是屬於腎虛。口苦咽乾、小便黃赤、舌紅、苔黃膩等是常見的濕熱表現。

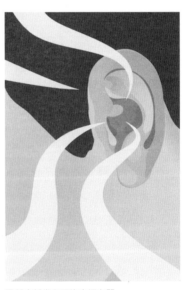

耳部疾部常與肝膽失調有關

氣機不通導致肝膽鬱閉

脾胃的功能失調造成的是緩滯。脾胃的性格比較懶散，它們就像懶人，經常因為渙散無力而使運動逐漸減緩，所以對待脾不運濕需要健運，給予白朮、厚朴、陳皮等，補充動力讓他動起來。肝膽和脾胃不同，它們的性格比較急躁，常常因為急躁而使氣機凝閉，凝閉以後就造成不通。影視中常可以見到有人因生氣着急而暈厥過去，或者一着急就抽搐。這就是因為着急以後，肝氣鬱閉造成內外不通或經脈抖動，而經脈的抖動也是因為經脈收縮。總之肝膽受到刺激以後容易往裏收，像一個敏感的蝸牛，碰到它的觸角以後，馬上就縮進去。

如何治療肝膽鬱閉？

肝膽的這種凝滯使得氣機不運，也能形成濕邪，它的實質並不是動力不足，對待這種濕邪和脾不運濕不同。需要採用疏通肝膽氣機的方法，類似於把一團亂麻解開，當氣機運行的通暢了，濕邪也就無法存在。治療肝膽濕熱的方子龍膽瀉肝湯中就用到柴胡疏肝。總的來説，脾胃造成的濕需要運，肝膽造成的濕需要通。

舌形與舌苔
原來都和濕氣有關

　　我們把舌頭伸出來，首先看到的是每個人的舌形大小不一樣，有的人舌頭瘦小，有的人舌頭胖大。舌頭瘦小的一般陰血偏虛，舌形胖大的人體內多有水濕。因為脾不能運化水濕，使得津液輸布障礙，水濕之邪會停滯於體內的組織。事物一般被水浸泡以後都要膨大，其他部位可能要等水濕積累到一定程度才能顯現浮腫。

舌形腫大表示體內有濕

　　舌為心之苗，它非常靈動，說話吐字這樣精細的動作都要靠它來完成。凡是能幹細活的人，他的體質是比較嬌氣的，幹體力活的工人農民淋點雨可能沒什麼感覺，一個知識份子淋雨後可能就感冒。舌頭就像知識份子，感受也較為敏感，所以體內有濕時它提前就出現了胖大。

　　如果水濕進一步化熱，濕熱相搏則可使舌形進一步出現腫脹，胖大只是比正常舌大而厚，腫脹就不同了，它是舌體腫大滿口，甚至伸出難以縮回。和胖大舌緊密聯繫的還有齒痕舌，它其實是因為舌體胖大而接觸到了牙齒，受牙齒擠壓所致，它還說明了舌質因水濕浸泡鬆軟而沒彈性，因此它也是屬於脾虛濕盛。

　　有人舌面上出現各種形狀的裂紋，深淺不一，多少不等。這些裂紋既可見於整個舌面，也可見於舌前部或舌尖、舌邊等處。一般說來舌有裂紋

為陰血虧虛之象，舌面缺少陰血的滋潤，像是大地乾旱以久出現的龜裂。但裂紋也不盡見於陰虛，有時脾虛濕侵也能造成裂紋舌，事物被水泡以後，一是會脹大，二是彼此結合的不再緊密，像一個饅頭被水泡了以後，饅頭皮也會開裂一樣，所以這和舌形胖大也有一定的關係。陰虛的裂紋舌和濕盛的裂紋舌較易區別，陰虛的舌色紅絳，舌體瘦小；濕盛的舌淡白胖嫩，舌體胖大。

舌苔厚薄、潤燥反應體內濕度

舌苔是人舌背上的一層薄白而潤的苔狀物，正常人的舌苔，一般是薄而均勻地平鋪在舌面，在舌面中部、根部稍厚。有濕邪的舌苔則有兩種表現，一是舌苔水滑，一是舌苔厚膩。舌苔水滑是水濕之邪在體內聚集的表現，如寒濕之邪內侵，或脾陽虛衰不能運化水濕，體內就積累了大量的水濕之邪，這些水濕會滲透到舌面，使舌面呈現出水滑的狀態。水滑能顯現於舌面，也是因為舌頭的敏感性比較強，好比在一片地下水很豐富的區域，地面上有兩塊地，一塊是土地，一塊是水泥地，在那塊土地上就可能滲出水來，水泥地下面也不是沒水，只是因為它太緻密把水擋住了。如果水大到一定程度，水泥地上也能出水。有些慢性水腫的病人到了後期，真是皮膚也可以出水。

如果舌苔顆粒緻密細膩，融合成片，如塗有油膩之狀，緊貼舌面，不容易刮去的，則稱為膩苔。膩苔多由濕濁覆蓋，使陽氣被遏不能生發，濕濁痰飲沉積於舌面所致。我們知道濕邪的特點是黏膩，由黏膩派生出的特點就是通透性不好，一碗乾麵粉是可以透氣的，一碗麵糊就不能透氣，因此濕邪一旦形成，密閉性就特別強，機體的氣機都被閉塞住了，表現在舌苔上就是舌苔厚膩緻密，使舌面透不出氣來。舌苔水滑和厚膩可以同時見到，厚膩反映的是濕邪質地的粘滯，水滑苔反映的是水濕的量大。

鼻流濁涕
常因外濕入體

　　鼻流濁涕常見於感冒風熱或風寒化熱，外邪襲肺以後，肺要努力排邪，表現可能是咳嗽或氣喘，鼻屬於肺的周邊器官，也屬於肺金這一系統，邪氣通過鼻排出就會表現為流鼻涕，如果是寒邪就流清涕，感受熱邪就流濁涕。感冒的病程比較短，外邪不會長期停留，如果長期的鼻流濁涕就不是感冒了，而是屬於臟腑的功能失調。

　　如喜歡酒醴肥甘之物，脾的運化功能又不強，就會有濕熱內生，濕熱之邪形成之後可以薰蒸上面的肺臟，時間長了肺的正常功能也受到影響，同樣會形成大量濕熱。所以邪氣形成以後，它會不斷地蔓延。可以說像一個蘋果，開始時只有一個壞斑，時間長了可能就會壞掉大半個，因為周圍正常的組織都感受到了腐敗之氣。肺臟的濕熱再循經上犯，便可見鼻流黃涕、濁而量多、鼻塞、嗅覺減退、頭暈頭重、胸腔脹悶、小便黃、舌紅、苔黃膩。

　　這個鼻塞和感冒造成的鼻塞有所不同，感冒的鼻塞是因為正氣和邪氣要交戰，鼻腔內擺開了戰場，所以氣流不容易通過。正邪也並非不停地在打，它們也有間歇，雙方都要不時停頓一下，以便做一下休整，這時可能鼻子通氣就好點，因此感冒造成的鼻塞是時輕時重的，有波動性。濕熱阻滯造成的鼻塞就比較平穩了，雖然不像感冒堵得那麼厲害，但也會讓人感到困擾。

　　嗅覺減退是因為濕邪蒙蔽了鼻子的感覺功能，濕邪滯緩而不乾脆，如果一個硬幣我們能靠觸覺摸出它的反正面，在上面蒙一層軟綿綿的布以後就可能摸不出來了，因為它的棱角沒了。一個人的濕邪很嚴重時，他的脈也是邊界模糊不清的。事物沾上濕邪以後，感知和被感知的雙方便有了一層柔軟的隔閡，感覺的敏感性會降低，表現在鼻子就是嗅覺變得不敏銳了。

為什麼鼻塞會造成頭昏沉不清？

　　鼻竅和大腦緊相鄰，鼻竅的濕熱之邪一薰蒸肯定出現頭昏沉不清，這個昏沉不清實質是大腦感受事物不敏銳了，和鼻子的嗅覺減退道理是一致的，是濕邪滯緩在不同部位的表現，表現在口中當然就是口中不仁，吃東西吃不出味來。濕性重濁阻礙陽氣的升展，又會出現頭沉重的感覺。胸腔脹悶是肺氣被濕邪困阻而出現呼吸不暢的感覺。小便黃，舌紅，苔黃膩等也都是濕熱的一般性表現。

形體肥胖
源於氣虛體濕

　　肥胖是人人都不願意擁有的體型，不僅是因為影響美觀，它也影響健康，肥胖的人容易生濕。肥胖的人一般平時都懶得運動，並不是他們願意懶，這是有內部原因的，因為他們體內的氣機懶散緩滯表現在肢體就是動力不足，表現在體內就是容易有濕邪生成。

　　胖人的體型特徵多是「肉盛於骨」，骨架並不粗壯，但外面襯托的肉卻很多，也就是脂肪偏多，多集中於頸肩、背部、腹部等，表現為頭圓、脖子粗短、肩膀寬平、胸廓前後較厚、上下短、大腹便便、身體姿勢多後仰等。這種體型的人一般平時都懶得運動，並不是他們願意懶，這是有內部原因的，因為他們體內的氣機不滑利迅疾，而是懶散緩滯，氣機運行一緩表現在肢體就是動力不足，表現在體內就是容易有濕邪生成。而且他之所以肥胖，肯定平時比較能吃，飯量過大會增加脾胃的負擔，過重的負擔壓得脾胃運轉不利，也是生濕的一個重要因素，因此說「肥人多濕」。

　　還有一種胖人吃得並不多，我們經常說這種人是虛胖，中醫把這種情況叫做形勝氣虛。食入的東西不多，卻又體型肥胖，甚至有人誇張地說「喝涼水也長肉」，這種情況的原因是氣虛。氣虛的初期表現是推動力減弱，像乏力氣短懶言就是氣的動力不足。一個社會團體如果實力虛到一定程度會解散，氣虛如果進一步發展同樣也會虛散，也就是說氣不再抱團，它變得密度低而體積擴張。萬事萬物都是需要聚集才有力，散開就沒有力量運行了，所以氣散以後必然伴隨着氣機運行的緩慢，這樣也會生成痰濕。

　　胖而能食的人雖然平時也懶得動，但需要幹活的時候他是有一定體力的，這是因為他的氣不是特別的虛，只是運行緩慢才造成了懶，幹點體力活活動開以後，氣機運行加快，反而覺得身體輕快，而且能勝任一定強度的勞動；虛胖的人飯量小，沒有足夠的能量攝入，不會有太好的體力，這種人發懶是因為確實沒有實力運動，讓他們幹活會越幹越累，不像實胖的人越幹越起勁。並且隨着體力的消耗，他的氣會變得更虛，因此虛胖的人不適合單純運動減肥，用高強度的運動給虛胖的人減肥，簡直就是摧殘他，他們首先應該補氣養氣，然後再進行適當地運動。

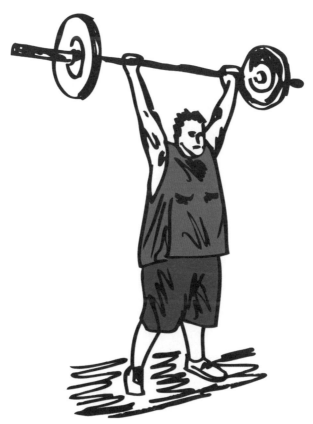

實胖的人可通過運動減肥

胃脘痞滿
起於濕阻中焦

　　胃脘痞滿是指自覺胃脘部脹悶不舒的症狀，如果伴有納呆嘔惡、苔膩者，多為濕阻中焦。中焦是一個升降的樞紐，脾氣要在這裏升清，胃氣要在這裏降濁。如果濕邪把這個樞紐黏住，升清和降濁都不能完成，導致中焦的清濁混雜在一起，胃脘部就感到脹滿不適。因為胃氣不降，進食肯定會減少，甚至出現噁心嘔吐；脾氣不升又會使大便偏稀，甚至腹瀉。

　　胃脘痞滿的實質是中焦之氣結在一起不能散開，可以有不同的程度，輕的是自覺症狀，僅是自己能感覺到裏面堵，用手按壓一下，摸不到有偏硬的地方，這是中焦之氣結聚的還不太緊，再緊一些就是不但感覺堵悶，用手摸着也比周圍硬。無論硬還是不硬，都叫做脘痞，可以想辦法把這團結聚的氣再散開，使它恢復的升降正常。

　　如果中焦之氣結聚的更緊一些，不但按着發硬，而且按着也有疼痛了，這個就不叫痞滿了，而叫做結胸。結胸也按照不同的程度分為大小，輕的需要按壓才感覺疼痛，叫小結胸病，重的不按也痛，叫做大結胸病。只要是有疼痛，就要正氣和邪氣的爭鬥，如果按壓才疼痛的，那是正邪勢均力敵，平時在一種對峙狀態，像兩個人打架，誰也佔不了便宜，就不總打了，按壓以後把它們壓緊了，擠在了一起它們就又開始打，所以出現疼痛；如果不按壓也疼痛的，那是邪氣佔了上風，它在不斷地欺負凌辱正氣。

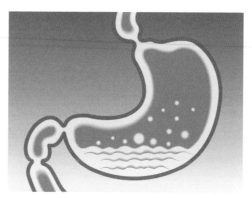

濕邪阻滯令胃氣難降

如何治療濕阻中焦？

　　對於按壓才疼痛的，正氣還不太吃虧，我們治療方法是盡量勸解，把這團結聚的氣散開，經方裏的小陷胸湯就起到這個作用。不按壓也疼痛的，邪氣已經佔有主動權，不可能勸解開了，就把這團結聚的氣攻下去，從大便排出，因為這團氣裏已經主要是邪氣，當然攻下無法做到只瀉邪氣，不瀉正氣，裏面的正邪是糾結在一起的，正氣肯定也被一起攻掉了。不過邪氣屬客，排出後就不存在了，正氣屬主，損傷以後還能再生出來，所以最後還是正氣勝了。如果優柔寡斷，那正氣遲早被邪氣消耗光，大陷胸湯就是攻下的方子，它可以治療水熱互結的大結胸證。

午後潮熱
其實是濕邪纏身

　　發熱是人體很常見的症狀，它可以有不同的表現形式，潮熱是其中的一種，它是指按時發熱，或熱勢按時加重，如潮汐按時而來一樣。潮熱可以有不同的原因，比如陰虛，胃腸不通等等，其中一種是由濕熱造成的，其特點是午後發熱、頭身困重、身熱不揚。

午後潮熱因身熱不揚

　　為什麼上午不熱，一到下午就發熱呢？人體氣機的基本運行形式就是升降開合，升降開合是一個循環，所以它有時間規律，上午是由合而開，下午是由開而合。濕熱本身的氣機是鬱閉不開的，上午隨着人體之氣的升達，可以讓濕熱的鬱閉之氣散開一些，氣的基本性質是散則生寒，聚則生熱。像打氣筒一樣，不斷地壓縮氣體就會產熱，如果把一團壓縮的氣體釋放開，它的溫度就會下降。濕熱被正氣頂開一些的時候，因為性質鬆散它也會降低一些熱度，因此上午不會發熱。一旦到了下午，天地之氣都開始斂降了，身體的氣機也有收縮，濕熱本身又是鬱閉的，這樣兩種閉合的氣機合在了一起，就把濕熱之氣壓縮得更緊了，就會有熱量產生。但由於是氣機收得更緊了，這種熱是不張揚的，所以説濕熱的特點是身熱不揚，就是剛一摸到肌膚時感覺不太熱，但把手繼續放在那裏，過一會就感覺熱氣從裏面透出來。也可以説是一種內在的熱，因為濕邪黏膩，把熱氣悶在裏面，而濕邪對熱的傳導性又不好，所以需要有一個過程才能感覺到熱。

　　其實下午發熱還有另外一個原因，即陽氣不能很好地入陰，比如有一箱蜜蜂，上午把蜜蜂放出去了，就是陽氣生發的過程，到了下午蜜蜂要鑽窩了，但回來發現它們鑽窩的通路被濕邪堵塞了很多，它們進不去了，只能在外面亂飛，蜜蜂相當於陽氣，這些陽氣在外面亂飛就會發熱。而那些僅有的通道就更擁擠了，這就是上面說的壓縮產熱。因此說午後潮熱是由這兩種因素的熱組成的，一個在外，一個在內。通道只是狹窄了，並不是完全堵死，所以外面的蜜蜂遲早都能進去，等到了晚上，蜜蜂都進窩了，外面的熱像也就消失了，但裏面的熱還存在，只是積壓在裏面顯現不出來了。

濕邪困體引起頭汗

　　頭汗是指汗出僅見於頭部，或頭頸部汗出量較多，身體其他部位出汗明顯比較少。出頭汗也有不同的原因，如果伴有身重倦怠，胃脘痞滿，舌苔厚膩，則多屬於中焦濕熱蘊結。由於濕中有熱邪，熱邪能夠逼迫津液外出，自然容易出汗。但同時又有濕，濕邪有一種羈絆覆蓋作用，就像上面說的身熱不揚一樣，汗同樣會被濕邪束縛在裏面，使汗不能出得暢快。那麼頭部為什麼可以出汗呢？頭部的陽氣充足，比較活躍，濕氣困不住它，就像有濕邪的人舌苔是厚膩的，但舌尖部位不會厚膩，也是因為舌尖靈活多動，濕氣在那裏呆不住，而舌根部比較沉寂，苔也最厚。頭部陽氣比較旺盛不受濕邪困擾就能出汗，其他部位都被濕邪鬱閉住，就很少出汗。

渴不多飲、厭食
其實是濕困脾胃

　　渴不多飲指有口渴的感覺，但又不欲飲水，或飲水也不多的症狀。厭食指厭惡食物，食慾大減。兩者都可能由濕邪引起。如果有頭身困重、胸悶納呆、舌苔黃膩的症狀，屬於濕熱證。濕熱中的熱邪可以傷津液，故出現口渴，但由於濕邪的阻滯，使中焦脾胃的運化功能減弱，所以即使口渴也不會喝太多的水，食慾也大為減退。

痰飲證和濕熱證的區別

　　渴不多飲可能由濕熱引起，也可能是痰飲病。如果是口渴喜熱飲，飲入不多，或水入即吐的，則屬於痰飲病。因脾胃的陽氣不足，使得它輸布津液的功能障礙，水飲就停於腸胃，不能上承於口，故見口渴喜熱飲。為什麼喜歡喝熱水呢？機體想借助水的熱量來消化痰飲，但熱水的那點熱量是稍縱即逝的，水卻在腸胃中留下來，所以飲水後水停胃腸更嚴重，胃就會失去和降的性能而上逆，導致水入即吐。

　　可以看出，濕熱證的渴不多飲和痰飲證的渴不多飲機理是不同的。前者是因為濕邪束縛了脾胃的運化能力，中焦滯緩而不願意接受水，就像一個人由於某種原因變懶了，這時再給他派任務，他就懶得接受了。懶人都是這樣，他們經濟上一般並不寬裕，需要努力幹活掙錢，但懶的性格使得他寧願受窮，也不願意多幹活，和這裏渴不多飲是一樣的，明明機體需要

水，但喝水多會增加運化的負擔，所以他還是不願多喝水，這時只是懶得接受，並不會出現喝完吐出的情況。痰飲的渴不多飲是因為胃腸中停有痰飲了，它要佔據這裏，肯定會排斥後面進來的同類，像一輛車上已經上滿了人，上來的人就不希望後面的人再擠上來了。前面說了，口渴喜熱飲其實喜的是熱，不是水，車上的人不希望下面的人上來，但看中了某人帶的錢，於是讓這個人上來，把他的錢留下，再把人推下去。這就出現了口渴喜熱飲，或水入即吐的現象。

濕困脾胃和食積的區別

厭食指厭惡食物、食慾大減，可以由濕困脾胃或積食引起。這兩種情況其實和前面說的渴不多飲的道理差不多，如果是濕邪困阻脾胃，會造成運化功能減弱，它不但懶得消化水飲，也懶得消化食物，因此會厭惡進食；如果積食停留在胃中，像痰飲停留胃中一樣，它也會排斥後面的同類，不讓食物再進來，出現厭食症。

濕困和食積雖然都會厭食，具體症狀又有所不同。濕邪阻滯中焦脾胃，突出一個氣機黏膩不爽，表現為厭食油膩、脘腹脹悶、噁心欲嘔、便溏不爽、肢體困重。這些表現有一種粘滯而不利索的感覺。如果再出現身目發黃、口苦咽乾、脅肋脹痛，則是濕邪化熱。一般來說濕困脾胃多見於成人，積食多見於小兒。積食的症狀突出食物存留以後的腐敗，可表現為打嗝有酸腐味、放屁氣味臭穢、大便乾燥或酸臭、腹部脹滿，甚至摸着發熱。這些都是一種食物不被消化而變質的感覺。

大便稀溏
多因體內濕盛

《內經》中說：「濕盛則濡瀉」，所以大便次數增多而糞質稀薄的人大多和濕盛有關。脾胃的功能是升清降濁，如果脾的動力不行了，水穀精微就分配不出去，在中焦存留下來，最終會和濁氣一起下溜，通過大便排出體外。這時的大便不僅是食物殘渣，還夾雜大量水穀精氣，肯定是量大質稀。

我們前面舉過打麵機的例子，打麵機需要把糧食分為麵粉和麩子，也就是分出清濁來，麵粉屬於清，麩子屬於濁，濁氣當然要通過大便排出去，清氣去哪了呢？清氣交給脾，脾有散精的作用，我們可以把它理解成一個家庭主婦，起的作用就是把食物分配給家中的每一個成員，如果脾的動力不行了，水穀精微就分配不出去，在中焦存留下來。在中焦也不可能存留太長時間，精微物質不能升散必然會下墜，它會和濁氣一起下溜，通過大便排出體外。這時的大便不僅是食物殘渣，還夾雜大量水穀精氣，肯定是量大質稀。脾的動力為什麼減弱的呢？當然一是因為脾虛，二是因為濕困，兩者也是互為因果。

如果瀉下清稀如水，腸鳴腹痛，屬寒濕泄瀉；如泄瀉腹痛，瀉而不爽，糞色黃褐，氣味臭穢，兼有肛門灼熱、小便短赤者，屬於濕熱泄瀉。如果大便不是稀溏，而是黏膩的，也屬於濕邪為患，這種人排便不通暢，總有大便排不乾淨的感覺，最大的特點就是大便粘便池而不容易沖走，只要有這種情況，基本可以斷定體內有濕。

　　還有一種大便也非常常見，既不是便秘，也不是便溏，而是初硬後溏。剛開始大便的時候比較硬，難以排出，到後面就變成稀便或黏膩便了。這種情況到底是濕還是燥呢？其實還是有濕，因為濕邪使得氣機運行緩慢，大便在大腸中停留的時間也長，這樣就有比較多的水分被吸收，前頭的大便呆的時間最長，所以開頭比較乾硬，後面的稀溏或黏膩反映了它的本質，所以這種大便還是以行氣燥濕為主，而不能看見初頭硬就給予滋陰潤燥。

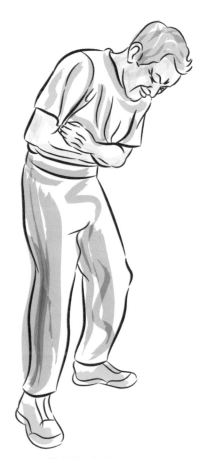

脾虛濕困引起腸鳴腹痛

小便頻數、渾濁
因濕熱蘊結下焦

　　小便頻數是指小便次數增多，時欲小便的症狀。雖然次數多，每次排出的量卻不多，因此每天的小便總量基本正常。小便頻數有不同的原因，如腎陽不足、中氣下陷等，若伴有小便短赤、尿急、尿痛者，多因濕熱蘊結下焦，膀胱氣化不利所致。

　　濕熱傷陰則小便短赤，熱的性質是急迫，熱邪逼迫小便外出出現尿急，尿痛則屬於邪氣對尿道的刺激。而濕邪貼敷在膀胱會使得膀胱氣化不利，膀胱需要氣化小便才能排出，現在它每次想氣化時都有濕邪在拖它後腿，所以每次小便都不能排痛快，和大便黏膩的情況類似。小便不暢除了氣化不利，還有一個原因，因為濕邪下墜，就像沉澱物堵塞了下水口，自然小便不通。

濕性重濁導致小便渾濁

　　正常人的小便雖然微黃，質地卻是清亮的，透明度非常好，若出現小便渾濁，尿在便盆不容易看到底了，那就不正常了，因為裏面混雜了濕濁。小便渾濁有兩種情況，一種是小便渾濁如膏脂，有種粘稠油膩的感覺，尿時伴隨着疼痛、苔黃膩、脈滑數，這種情況叫做膏淋，是濕熱下注所致。濕邪都是在中焦生成的，由於濕性重濁，會流向下焦，在下焦鬱而化熱以後會進一步濃縮，因此形成了粘稠的狀態，同時由於熱邪刺激尿道，可以出現小便疼痛。

　　小便渾濁的另一種情況是如米泔水，可伴有小腹墜脹、面色淡白、神疲乏力、勞累加重，這種情況屬於中氣下陷。因脾虛不能升清，水穀精微不能被人體利用，反而陷入下焦隨着小便排出。小腹墜脹就是中氣下陷的表現，面色淡白、神疲乏力則是由於精微物質沒有被利用，身體功能不足，所以勞累後會更加嚴重。

兩種濕濁的區別

　　這兩種濕濁有什麼區別嗎？濕熱下注的情況可以說排出的都是廢物，但由於濕熱有黏膩之性，機體想排又排不痛快，處理的方法是清熱利濕，把這些濁膩之物排出去。如米泔水的小便排出的物質雖然濁，卻都是精微物質的半成品，它不像濕熱一樣黏膩，不會有小便不暢的感覺，所以排得很痛快，但如果都排出去會浪費了機體的營養，所以盡量健脾升清，把這些濁邪重新利用，給它「改過自新」的機會。如米泔水的渾濁是如膏脂的前期階段，到了如膏脂的階段就像一個人完全變壞了。如米泔水本身是水穀精微，將來都有重大用處，卻由於力量不足的原因流入了下焦，下焦是一個渾濁的環境，就好像一個好少年流落到貧民窟，他就變得不再陽光了，如果想辦法再把他提升到主流社會，他仍然可以做一個有用的人。

為什麼說膏脂是濕熱廢物？

　　膏脂當然是精微物質，但它為什麼排出呢？這是因為濕熱阻滯絡脈，逼迫脂汁外溢，只有濕熱祛除才能避免膏脂排出。除此之外，膏脂是水穀精微最後形成的成品，無法重新吸收利用，而水穀精微只是半成品，好比青少年可塑性很強，仍可以回爐重造。

第3章

日常多注意
　濕邪難近身..........

濕邪的形成不是一朝一夕的，所以祛除也不能像治療感冒那樣迅速。祛濕和防濕需要貫穿在我們日常生活中，如果衣食住行和行走坐臥都養成良好的習慣，不僅濕邪不會形成，其他病症也不容易近身。

適量飲酒
減少濕濁沉積

　　世界各地都有飲酒的習慣，大部分人也都有飲酒的經歷。酒和濕邪有沒有聯繫呢？酒是熱性的，少量飲酒有活血通脈的作用，喝完酒以後容易出現面紅目赤，似乎和濕邪沒有什麼關係。其實這只是它的表象，內裏仍然蘊藏着濕性。

　　酒是糧食製造的，糧食是我們的主食，肯定非常中和，如果偏熱偏寒就把我們的身體吃壞了。那麼中和的東西釀成酒怎麼就變溫熱了呢？就像是零可以由正一加負一得出，糧食很平和，相當於零，釀成酒以後變溫熱了，成了正一，通過推理我們就知道，肯定還有個負一伴隨着正一生成。因此説酒釀成以後不僅是有了上升的溫熱，還有一個下墜的濕濁伴隨生成。但溫熱的作用發揮比較快，所以喝完酒以後馬上出現頭暈目赤心慌等，形成酒性溫熱的假象，其實濕濁已經暗暗地沉積下來，這兩種性質是一明一暗地在發揮作用。

　　有些脾胃比較弱的人，喝完酒以後第二天容易腹瀉，這已經表明濕邪在起作用了。脾胃強壯的人雖然沒有腹瀉，但如果每天都喝酒，天長日久就會積少成多。最常見的是酗酒的人容易得脂肪肝，脂肪肝就是肝細胞裏面沉積了過量的脂質，這些脂質就是濕濁的表現。過量飲酒還會刺激前列腺，血液中酒精濃度越高，前列腺腫脹也就越厲害，引起小便的不通暢，從中醫的角度看，這也是濕邪下墜以後阻滯氣機造成的。嚴重的還可能出現身目發黃，那就更危險了。

少吸煙
擺脫痰濕

　　吸煙是把煙霧吸進肺裏，很明顯是傷肺的，而且煙霧都是火燃燒以後生成的，具有火性，因此它傷的是肺陰，容易形成陰虛燥熱，但和濕邪有什麼關係呢？其實肺臟的功能失調也會生濕，某些吸煙的人痰多，就是吸煙能生痰濕的局部表現。

　　肺和肝都主管着人體的氣機，肝主疏通，肺主調理。疏通就像下水道不通時想辦法通開一樣，它是力量集中的；調理的力量則是分散的，像是政府制定一些政策以後，要把這些政策下達到各家各戶，讓每個家庭遵守。因此説肺是相傅之官，像丞相一樣俯察萬民，把各個群體的關係理順。肝為將軍之官，它不可能和全民打交道，而是集中力量攻克具體的困難。所以二者調理氣機一個是聚着調理，一個是散着調理。肝是氣聚而升，肺是氣散而降，二者配合才能使氣機完成一個循環，在任何一個環節卡住都能使氣機不順暢，而氣機的停頓是濕邪生成的根本原因。因此，吸煙雖然不會直接導致濕邪，但時間久了也會因為肺臟的功能失常而生濕，並且因為煙是火性的，這個濕還容易繼續化為濕熱，很多吸煙的人都有口苦、舌苔厚黃膩等等表現。

　　那麼肺臟的氣機是怎麼出現不調的呢？肺的功能可以概括為兩個字，即宣和降，它是先宣後降，先佈散開以後再收斂垂降下去，煙霧有辛散的作用，因此肺的宣發功能不會受影響，肺陰卻受到傷害形成斂降的障礙，導致肝升肺不降，最後氣機糾結而生濕。

合理飲食
健脾利濕

　　飲食習慣不好也是生濕的一大原因，嗜食肥甘厚味自然不用説了，這些食物都特別滯緩，進入體內以後直接影響脾胃的運化功能，所以飲食不可過於油膩已經是人們的共識。

　　有些人對飲食特別在意，並不吃太多葷腥，可是體內也是有濕，這就是他的脾胃運化功能比較弱了，吃進去的食物不能充分分出清濁來，清濁混淆而生濕。這些人平時不怎麼吃肉，飯量也不大，體型卻挺胖，或檢查出血脂偏高，這都是脾胃動力不足的表現，需要健脾，配合升清降濁。

哪些中藥材有助於健脾？

　　健脾可以用黨參、白朮，增強脾的實力，荷葉、柴胡、葛根都有升清氣的作用，澤瀉、茯苓可以降濁，決明子既可明目，又可通便，可以説兼具升清和降濁兩方面的功能。薑黃這味藥能夠活血行氣，又能夠降脂，所以用在這裏也很合適。

正確判斷身體需要

　　經常有朋友問自己是什麼體質，適合吃哪種類型的食物，一般來説有濕的人在本能上可能喜歡吃一些質地鬆脆的東西，在口感上也是喜歡新鮮脆硬，比如蘿蔔、芹菜、鍋巴等，他需要靠這種脆勁來化開濕邪困擾的粘滯勁。相反，體質偏虛偏燥的，可能喜歡吃一些質地綿軟的東西，越黏糊

的他越喜歡，如粘糕、粽子、糖果等，他需要用這些東西來填補體內的空缺，因此身體的本能有時候能反映自己到底需要什麼。

但這種主觀的體會只能作為參考，有時也不一定準確，比如有些胖子明明體內有濕了，他還是喜歡吃肥甘厚味，雖然自己也知道吃多了不好，可就是從心裏喜歡。為什麼這時主觀的欲望反映不了身體的真實需求了呢？我們身體裏面都是有神識的，神識形成了自己的思想，但這個神在體內並不是單一的存在，它至少分出了正神和邪神。比如我們早上醒了以後，有一種思想提示我們應該起床了，可是還有一種懶神拉住我們，讓我們再躺會兒，有時這兩種神識要鬥爭老半天才能起來。所以有人說吃自己喜好的就對，自己喜好的就是身體需要的，這話有時對，有時不對。不能完全憑主觀的喜好來取捨，還是要有一個客觀的標準。通過體型、症狀、舌象、各種嗜好等等情況，來客觀綜合地分析一下體內到底是一個什麼狀況，不能說我喜歡吃肥肉就是體內缺肥肉。

哪些食物能祛濕？

對於偏濕的人有什麼表現，我們前面已經介紹的很詳細了，朋友們可以自己參考，至於什麼食物能祛濕，估計大家也略知一二，像薏苡仁、紅小豆、冬瓜皮、白扁豆、蓮子等等都有助於健脾利濕，基本都是把濕往下排的，配伍行氣升清的藥物或食物效果更顯著，比如陳皮、荷葉、蘿蔔籽、生薑等等。

適當食用水果

水果能不能吃呢？這個爭論挺激烈的，有人一天不吃水果就覺得缺少什麼似的，認為水果比較清淡，又能補充維生素等等，甚至寧願少吃主食也要保證水果；有的人正好相反，認為水果大都是寒性的，而且水分大，

吃進去容易生濕，所以從來不吃水果。這都指向了極端，不是正確的原則。《內經》中曾提出「五穀為養，五果為助，五畜為益，五菜為充，氣味合而服之，以補精益氣」的膳食配伍原則，說明水果的作用是協助性的，不能把它作為主食，人體的主要能量來源還是五穀這些澱粉類食物。有了穀類的填充，然後再加上水果、肉類、蔬菜來調和，這樣就比較全面了，所以說「氣味合而服之」，一定要氣味合，就是多種食物調配在一起，單一的食物是起不到「合」的效果的。水果一般來說味以酸甘為主，能起到滋陰的作用，適度的滋陰是補充人體正氣，不會助濕氣，如果吃得過多就不好了，它也能影響脾胃的運化功能而生濕。

現在的水果品質肯定不如古代了，古代的果類都是純天然的，產量並不高，現在的水果個頭大了很多，產量提高了幾倍，我們雖然不懂水果具體的營養成分有什麼變化，但一畝地能夠提供的養分是有限的，因此生產出水果的總營養量不會提高太多，產量卻明顯提高，肯定是裏面的水分多了。因此不要把水果的營養效用看得太神奇，有人說吃蘋果能預防感冒，那就過於誇大了。

合理分配三餐進食量

飲食的三餐安排也很重要，這三餐怎麼分配進食量才合理呢？俗話說的好：「早飯要好，午飯要飽，晚飯要少」。可是現在很多人正好違反這個規律，早上起的比較晚，早飯就不吃了，早飯不吃胃口就不能打開，其實中午也吃不多，這樣大半天已經過去，還沒有進多少食物，等到半下午就餓的不行了，晚飯時猛吃一頓，然後胃裏的食物消化不了就睡覺了，這種習慣肯定是要生濕的。

我們來具體分析一下，食物的消化需要動力，需要脾胃的陽氣來完成。陽氣每天都有一個生長壯老的過程，當然是早上初生、中午強壯、傍晚就衰老了。早上陽氣剛發芽，像是青少年，我們必須認真呵護，不能給他太

多的任務，所以讓他消化量少質精的食物，這和我們餵小孩總是餵一些營養成分高的食物道理是一樣的。到了中午，陽氣壯盛了，像是青壯年，有很好的體力，可以幹很多的活，所以把一天進食的主要任務放在了中午，中午這一頓不管是不是精細，必須吃飽，即使吃的有點多，旺盛的陽氣也能消化掉。到了晚飯的時候，陽氣已經衰老了，老了就不再有開拓力，它的主要任務是守成，所以這時稍微吃一點就行了，甚至不吃也不要緊，因為有了中午打好的底子。這樣三種陽氣的分配使用是很合理的。

如果説早上不吃飯，陽氣剛成長的時候得不到營養，這一天的陽氣就都發育不好了，到了中午陽氣也不強壯，到了晚上機體的其他部門因為一天都沒得到足夠的營養了，會逼迫脾胃趕緊多進食，這時脾胃的老陽只好硬着頭皮出馬，多吃點東西，但老陽又沒有了足夠的能力，食物在中焦堆積着不能充分地被利用，就像燃料不能被充分燃燒一樣，最終就形成了濕濁。

可以看出三餐安排是不是合理，關鍵看開頭的早餐，不吃早餐對身體的危害是非常大的，有人想通過不吃早餐來達到減肥的效果，結果會適得其反，因為夜間容易有濕邪產生。

現代醫學如何看待早餐的作用？

從現代醫學的角度來看，不吃早餐，直到中午才進食，胃長時間處於饑餓狀態，造成胃酸無有武之地，就會刺激胃黏膜，於是容易造成胃炎、胃潰瘍等疾病。膽囊內膽汁經過一夜，使膽汁當中的膽固醇濃度增高。在正常吃早餐的情況下，由於膽囊收縮，使膽固醇隨着膽汁排出，不易形成結石，如果不吃早餐，膽囊內膽汁儲存時間過久，導致膽固醇沉積，會逐漸形成結石。

早睡早起
趕走濕氣

　　健康的起居當然是早睡早起，這也是為了符合陽氣生長的規律。人體的陽氣在晚上9-11時開始生發，如果在這段時間內沒有進入睡眠狀態，就會影響氣機運作，長此以往會導致人體生濕。

　　晚上的9-11點屬於亥時，相當於四季中的深秋季節，萬物都結出了成熟的果實，一次循環到這裏也該結束，下一次循環從果實裏的種子開始，所以頭一個時辰叫做子時。我們身體的陽氣也是在子時開始生發，為了讓陽氣能很好地生出，子時我們的機體就應該是一種穩定平靜的狀態了，所以這個時候最好在睡眠中。

　　為了保證子時進入睡眠狀態，我們應該在10到11點之間就上床休息。如果熬到後半夜，直接的危害就是上一次循環的果實沒有收，下一次循環的種子也沒有很好的發芽，這等於第二天的循環已經輸在了起跑線上。間接的危害是早上起不來，第二天太陽升起的時候也是陽氣成長的一個關鍵時刻，如果順應天時的起床，這一天的陽氣都會很挺拔，人也有精神，感到精力充沛。如果很晚才起床，不能借助天時把陽氣打開，這一天的陽氣都是塌陷萎縮的，人就不能有旺盛的精力，總感到有些困倦疲乏。很明顯這種氣機狀態是不會很順暢的，而且運行的速度也遲緩，這種狀況出現一兩天不要緊，如果天長日久的養成習慣，人的整體節律就變得遲緩，整天沉浸在呆滯的氣機中，生濕也就成為必然。

　　而且只要起床晚，必然影響到吃飯，又回到了前面的那個問題，9點起來床，吃不吃早飯成了一個左右為難的問題，如果不吃飯，就是前面說的胃口打不開，後面步步趕不上。如果吃飯，吃完飯和中午只相隔了2個多小時，到中午就吃不進去了，到了下午又開始餓，所以晚上肯定又是暴飲暴食，使胃氣停滯而生濕。晚睡晚起不僅是影響到健康，也影響工作學習，陽氣不能升騰就會萎靡不振，起得越晚上午越困，一上午的好時光就白白浪費了，因此說晚睡晚起百害無一利，是一個必須改掉的毛病。

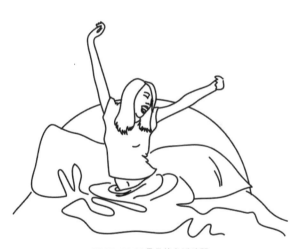

22:00~23:00是最佳入睡時間

坐姿端正
保證氣血通暢

　　人一天站立和行走的時間是不多的，大部分時間不是坐着就是躺着。現在老式的硬木椅子已經不多，都代之以沙發和躺椅了，我們習慣往上面一躺，感覺非常舒服。但舒服的姿勢不一定對身體健康有利，因為這種姿勢會使軀體的腹部和胸部形成一定的夾角，有了這個夾角就像筆直的公路出現了拐彎，氣血從這裏通過時必然會減速，使整個機體的氣機都會減緩，這樣就容易有濕邪生成。

肺部張開令血氣運行順暢

　　腹部的脾胃吸收了營養物質以後，要向上運輸，通過肺分配給全身。現在胸腹部一折疊，水穀精微向上運輸時受到阻礙，就會在腹部沉積，使肚子變得越來越大。

　　坐的不直時，胸部也無法挺起，如果胸部不挺，肺就不能充分張開，肺的形狀像雨傘，它必須張開才能使下面有足夠的空間。如果肺臟過度下垂而不張，下面的臟腑就顯得特別擁擠，同樣使氣機滯緩而生濕。肺和大腸有表裏相應的關係，肺需要張開，大腸和小腸相比，也需要開闊，二者是一致的。肺如果塌陷下垂了，大腸相對也要變細，現在很多人排大便都很細，根本原因在於肺，如果在平時能夠注意挺胸張開胸廓，假以時日這些毛病就會消失。

　　肺在上面張開以後對下面的氣血有一種抽吸作用，像農村的壓水井一樣，上面一提，下面的水就上來了，因此不要小瞧了挺胸塌腰這樣簡單的動作，真能堅持的話，對身體是非常有益的，它給氣血一個良好的運行環境，使得濕邪難以存留。濕邪能夠得以存在，總和懶的因素有關，若氣血運行得非常通暢，就像整個工廠裏面的工人都非常勤快，有一兩個懶人想偷懶也偷不成。

腰部鬆塌令小腹厚實

　　挺胸的動作都會做，沒有什麼歧義，塌腰還要說兩句，塌腰不是腰向後弓，而是腰部向前凹進去，用手摸一下後腰，往裏凹了就做對了。只有腰向裏凹，才能減輕腰部的負擔，如果弓着腰，腰部就不能處於一個穩定狀態。這是説的坐姿，如果是站立則正好相反，站立時盡量不要使腰部凹進去。總之正確的腰部姿勢和生活習慣是相反的，我們日常生活中都是坐時弓着腰，站時又凹着腰，這樣的習慣應盡量改正。

　　腰部鬆塌就能使小腹厚實，胸部挺起能使肺氣清靈。如果把人體比天地，胸部屬於天氣，腹部屬於地氣。胸部空間比較大才能做到天氣輕清，腹部鬆沉才能厚濁，有了正確的姿勢保證，天地之氣才能順暢地交流，肺把津液灑向肝腎，肝腎把精氣蒸向心肺，一旦彎腰駝背這些交流都要受到阻礙。良好的姿勢是非常重要的，但我們很難時時都做到，只能説盡量的多保持，挺胸時間長了可以鬆下來休息一會，過一會再繼續，循序漸進，總比天天半躺着強得多，健康和舒服是不可兼得的。

保持愉悦心情
避免氣機淤滯

　　愉悦的心情和舒暢的氣機是互為因果的，氣是心情的基礎，心情是氣的主導。鬱結的氣機不可能產生快樂的心情，也鬱悶的心情也不可能引領暢快的氣機。所以中醫非常重視調節情志。

七情和五臟功能有密切關係

　　我們知道人有七情，即喜、怒、憂、思、悲、恐、驚這七種情志變化。七情與五臟的功能活動有着密切的關係，為了和五臟對應，經常把悲和憂合而為一，驚和恐合而為一，這樣就以喜、思、悲、怒、恐分屬於五臟，稱為「五志」。

　　五志裏面喜和恐與濕邪關係不大，思、悲、怒這三種情志過度都有可能生濕。思容易引起氣結，脾主思，脾的氣機特點是緩和平穩，人們思考必須在一個安靜平和的環境中進行，這和脾的特性一致，因此把思這種心理活動歸脾所主。我們可以體驗一下，長時間地思考而不活動，氣血運行變慢手腳可能都不溫暖，呼吸也變得緩慢，所以思考過度，氣機運行就會過於遲緩，像河水流淌過緩會沉積淤泥一樣，時間長了機體也會有濕邪沉積。為了避免生濕，我們盡量不要進行長時間的深度思考。思考一段時間後，就進行適當的活動，把氣血運行開。

　　情志之間也是互相克制的，怒能勝思，思代表緩慢的氣機，怒則代表奮發的氣機。因為怒屬於肝木，肝木有生發的功能，像種子發芽，事物要

從封閉的環境發出來，必須聚集力量，力量分散是沖不破束縛的，還必須要怒，這個怒是正常的怒，不是失常的憤怒。我們可以體會一下含苞怒放這個詞，這個怒就是正常的怒，它是攢足了勁要放開的狀態。既然因為過思造成氣機緩滯了，這時要用有聚合衝動之力的怒把思衝開，因此說怒勝思。這是說正常的怒為一種必要的情志，沒有怒人就沒有奮發之力。

怒氣起於肝氣鬱滯

　　病理的怒就不同了，這種怒就是我們常說的憤怒，它的形成是由於肝氣的鬱滯。我們都回憶一下什麼時候發怒，肯定是不開心的時候，心情愉悅是怒不起來的，不開心就是氣機有鬱，所以說人不鬱就不會怒。如果一個人的脾氣很暴烈，經常的稍不順心就發脾氣，他的肝氣肯定是不順暢的，有點刺激就使肝氣收縮而鬱閉，然後需要發怒把鬱閉噴開，這也是肝主疏泄的一種體現，不過是病態的體現。正常的肝主疏泄是在憤怒形成以前就消於無形，不是這樣以噴發的形式發揮的。

　　所以說經常發怒就是氣機鬱滯，時間長了可以形成濕邪，但怒和思不一樣，思考過度可以自己控制，停止思考或活動一下就可以解決了；怒則是不易控制的，有時身不由己，所以對於易怒，一方面是心理的疏導，另一方面是養肝疏肝理氣。

　　在情志中，悲能夠勝怒，因為悲則氣消。怒是把氣聚在一起衝鋒，悲則能給它洩氣，人在悲的時候是毫無鬥志的，因為悲把他的氣都消了，整個人變得消沉，所以不容易發怒。但人消沉以後也會使氣機運行得緩慢，因此長時間的悲憂也能生濕。可見無論是過思、過怒、過悲，最後的結果都可以使氣機運行得不順暢，從而造成濕邪。所以我們平時需要注意七情的調和，五志不可過極。

合理使用冷氣機
以防外濕入體

　　現代人的居住條件已經比古人好了很多，一般都能保證乾燥溫暖，所以外濕相對來說減少了，以內濕為主。但是環境因素依然不能忽略，到了梅雨季節，或處在南方潮濕的地域，仍然有可能感受外濕。因此要適度調節冷氣機的溫度，避免濕邪入體。

　　外濕並不是濕氣真正進入了體內，是因為濕邪是一種粘滯的氣機，體內之氣感應到這種氣機以後也變得遲緩了，所以表現為受了濕邪。既然外濕對我們的身體有影響，就要盡量避免，比如夏季淋了雨以後不要以為不涼就不要緊，要趕緊把濕衣服換下來。到了暑濕季節，到處都感到又熱又潮，一會就出一身汗的時候，可以不把冷氣機的溫度調得太低，但盡量開到除濕模式，這樣既可以省電，又能夠把濕氣抽乾。溫度不調太低也有好處，溫度一低周身毛孔就不會張開，而是處在閉合狀態，這樣體內的氣機也不開，氣機一閉就運行遲緩，容易緩滯而生濕。

　　或有人問，冬天的時候毛孔閉塞更厲害，不就更容易生濕了嗎？冬天雖然毛孔閉合，但人體處於一個乾燥的環境，天地萬物都是燥的，這時室內經常需要加濕器。自然界沒有濕，人體同樣不容易生濕。好比熊冬天是要冬眠的，冬眠時氣血流淌更緩慢，按道理更應該生濕，但第二年熊的健康並沒有問題，就是因為冬季天地閉藏，沒有形成濕邪的環境。

　　我們説過濕邪的本質是擁擠，所有的人都跑到馬路上，造成交通堵塞，這是濕邪的狀態，要形成濕邪必須很熱鬧，所以夏天濕氣重。如果氣溫很低，路上根本沒有人了，冷冷清清的，這時哪來的濕邪。那麼不是還有寒濕的説法嗎？南方的冬天氣溫比北方要高一些，所以它閉藏得不如北方那麼完全，地面上還有濕氣存留，又不燒暖氣，室內和室外基本同一個溫度，這是一個使人感到冷的溫度，因此南方的冬天是比較濕冷的，這就需要保暖除濕。

南方冬天如何除濕？

　　可以把冷氣機熱風打開，既升溫又除濕。這種除濕就是以熱除濕，像中藥裏面用乾薑、附子，理療裏面用艾灸的道理一樣。

南方冬天可使用冷氣機的熱風模式除濕

堅持運動鍛煉
杜絕生濕之源

現代人的濕邪以內濕為主，內濕的形成都是因為自身的氣機運行緩慢。現代人特別是白領階層，走路、跑步和騎自行車越來越少，越來越多的時間坐在汽車內和電腦前。工作多用腦，少用力，長時間這樣，氣血肯定容易鬱滯，而且用腦思考也使氣機滯緩，這個我們前面講脾主思的時候提過了，氣機運行緩慢就會慢慢有濕濁沉積。

現在常把運動量不足叫做「懶病」，有統計顯示，全球有三分之一的成年人「懶得活動」，運動量不足，這嚴重影響了人們的健康狀況，據說其危害程度不亞於抽煙喝酒。「身體運動不足」隨年齡增加而增加，即老人比年輕人「懶惰」；女人比男人「懶惰」，收入高的國家比低收入國家「懶惰」。之所以都這麼懶，是因為裏面有個不良的循環，不動就容易生濕，濕邪的困阻使人更懶得動。有人說生濕不要緊，我多喝點薏米、小豆、茯苓不就行了嗎？這些方法祛除外濕效果比較好，對於內濕，如果不改掉懶病，祛除以後還會再次生成。因此說杜絕生濕之源，必須勤於運動。

上網隨便一搜，祛濕的方藥很多，似乎祛濕很簡單，但千萬不要過於相信一些偏方秘方，認為吃完藥我就可以偷懶了，世界上沒有那樣的靈丹妙藥，有這種想法就是懶病的表現。現在養生很熱門，但很多人學習養生的態度不正，整天幻想掌握一點「絕學」，或者是某種鍛煉能立竿見影，或者某種藥物能藥到病除。有些人也在利用大眾的這種心理，整天想着標新立異，於是就冒出各種類型的「專家」，各種奇談怪論風靡一時，百姓們喜

歡的時候能把它們捧到天上，發現問題又恨不得把他們摔死。其實出現這種問題是兩方面的責任，有了群眾的獵奇心理，才造就的這樣的「專家」，如果大眾都能務實，偽專家就沒有市場了。

　　想要去除疾病，保持健康，需要多方面的配合，並有長時間的堅持，不要單指望一方面，藥物、鍛煉、生活習慣等都照顧到了，體質一定會慢慢好轉。這幾方面可以説生活習慣最根本，整天的吃、喝、抽、熬夜，身體不可能好；其次是鍛煉，吃藥只是輔助，指望吃藥獲得好的身體是一個不明智的想法。那麼藥物有用嗎？當然也有用，有些人光鍛煉就能有一個好身體，但也有人堅持鍛煉了身體還是有點問題，或者説虛得厲害，不懶都不行了，這時就需要藥物的幫助。有了藥物和鍛煉的協同作用，健康恢復得就快了。

　　至於選擇哪種鍛煉方法，一是看個人愛好，二是要適合自己的年齡階段，一般來説五十歲以上就不要進行過於劇烈的活動了，我們比較推崇中國傳統的健身方法，比如站椿、太極拳。和跑步等鍛煉相比較，傳統體育最大的優點是能使身心兩方面都受益。現代體育項目多注重體能的提升，鍛煉的時候可以「不用心」，如果跑步速度不快，完全可以一邊聊天一邊跑步，而傳統的健身必須要身心合一，長期堅持不但能提高身體素質，對心理素質、反應能力等各方面也大有裨益。

第4章

認識祛濕藥
　濕邪不足畏.........

能夠祛濕的中藥很多，有的是直接能祛濕的，像藿香、佩蘭、蒼朮、茯苓等；還有的是間接祛濕的，人體是一個複雜的系統，臟腑之間相互關聯，常有牽一髮動全身的情況，比如杏仁並不是祛濕的藥物，但杏仁能夠通利肺氣，肺又能主一身之氣，氣機暢通就能減輕濕邪，所以化濕的名方三仁湯裏面，杏仁是很重要的一味藥。如果把間接化濕的藥物一起討論，就沒有邊界了，我們這裏只介紹直接祛濕的藥物，後面講方子時遇到間接祛濕的藥物再作介紹。

藿香

　　藿香主要產於廣東，氣味芳香，能夠勝濕辟穢。我們聽說這味藥物可能都是從藿香正氣水開始的，它是怎麼正氣的呢？就是因為它香，香是多數人喜歡的一種氣味，也意味着氣體內部的氣機洁淨清明。

　　與「香」相對應的污穢之氣自然就臭，廁所因為什麼臭，因為那裏是排汗的地方。廁所的臭怎麼辦呢？可以放些香料，這就是香可除臭。實際是用香氣把污穢的臭氣糾正過來，因此以藿香打頭的這張方子取名叫正氣散。藿香除臭不僅因為它氣香，還因為味辛，辛味有散的作用，加快氣機的運行，就像廁所除臭不光是噴灑香料，還要打開排氣扇加強通風。

　　藿香能芳香化濕，故可以用來治療寒濕困脾引起的脘腹脹滿，或者濕濁中阻的嘔吐。又因為它味辛能散，常用來治療夏季的感冒。夏季雖然炎熱，也不是沒有着涼的機會，特別是冷氣機普及以後，夏季外感風寒更加普遍了，而夏季又多潮濕，所以可能兼夾濕邪，用藿香正好散寒除濕。有些經常出差的人可能會遇到水土不服的問題，《本草述》記載藿香能「治山嵐瘴氣，不伏水土，寒熱作虐」。因此遇到這種情況可以用藿香正氣水內服。

【佩蘭】與藿香是一對好兄弟，處方時常配在一塊。二者比較起來，佩蘭要更香一些，而辛散的作用稍弱，所以藿香又可以解表散寒，感冒可用，佩蘭主要是化濕。佩蘭在方劑中多作為輔助藥物使用，但也有獨當一面的時候。《內經・素問》中記載：「五味入口，藏於胃，脾為之行其精氣，津液在脾，故令人口甘也，此肥美之所發也，此人必數食甘美而多肥也，肥者令人內熱，甘者令人中滿，故其氣上溢，轉為消渴，治之以蘭，除陳氣」。

藿香消暑湯

原　料	鮮藿香適量。
做　法	泡湯代茶水作消暑飲料。
療效分析	清暑化濕辟穢。
注意事項	不宜久用或大量使用，因為它易傷陰、耗氣。如果平時有陰虛內熱，舌紅無苔的就不宜服用。

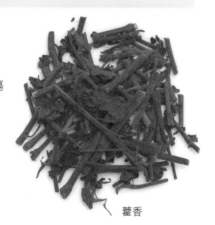

藿香

蒼朮

　　蒼朮能夠燥濕健脾，如果寒濕阻於中焦影響脾的健運，會出現脘腹脹滿、進食少、嘔吐泄瀉等，舌苔多表現為白膩。蒼朮性溫，味辛苦，性溫就能去寒，味辛能夠疏散，把壅滯的濕邪散開，苦味在這裏起到發破的作用，如果説辛味的作用是梳理，苦味的作用就是爆破。這兩種手段一結合，除濕的效率就明顯提高了。

　　藿香、佩蘭只能辛散，沒有苦破，它們祛除的濕邪比較散漫，對關節的痹痛無能為力，因為風濕痹痛的濕邪藏在關節筋骨裏，部位比較深，和身體粘合的也比較牢固，必須有爆破力才能藥到病除，蒼朮就是治療風濕痹症的常用藥物。痛風也有比較頑固的濕邪，用蒼朮有效果，但痛風多熱證，蒼朮又性溫，需要配伍石膏、知母等清熱藥一起使用。

　　蒼朮的作用範圍比較廣，除了能燥中焦脾胃之濕，也能祛除在體表寒濕之邪，有一些風寒感冒並不單純有寒邪，在寒中還夾有濕氣，表現為周身疼痛的同時還感覺肢體沉重，頭也發沉，像裹着東西一樣，伴有惡寒發熱、無汗、舌苔白膩，這種情況就適合用蒼朮解表發汗。蒼朮還善於祛下肢之濕，和黃柏配伍就組成了二妙丸。

蒼朮的其他用法

久居冷濕之地的人，濕邪可以留着於腰部而出現腰痛，這種腰痛越是靜止不動時越明顯，伴有腰部的下墜感，如適度地活動一下反而可以減輕。

用藥方法：治療這種腰痛用蒼朮、川芎、小茴香各10克，水煎服。

婦女閉經有很多情況，其中一種是因濕熱閉阻造成的，多表現為經閉而帶下綿綿不休，舌苔黃白，根膩，舌質微紅。

用藥方法：可以用蒼朮10克、滑石30克、萆薢10克、甘草5克，水煎服。

蒼朮氣味雄厚，芳香辟穢，能勝四時不正之氣，所以在陰霾較重的地方，或長久無人居住的房屋，或傳染病流行的時節，可以使用蒼朮消毒。

用藥方法：可以在屋內焚燒蒼朮以驅逐穢濁惡氣，也可以同艾葉一起焚燒，能起到空氣消毒的作用。

二妙丸

原　料	蒼朮，黃柏。
做　法	以上二味，粉碎成細粉，過篩，混勻，用水泛丸，乾燥，即得。
療效分析	燥濕清熱，用於治療濕熱下注導致的足膝部紅腫熱痛，下肢丹毒。
注意事項	如果在下肢濕熱導致紅腫熱痛的基礎上又出現了足軟無力，用二妙丸再加上牛膝、木瓜、石斛，就可以健步而行。

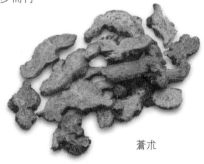

蒼朮

厚朴

　　厚朴也是比較常用的芳香化濕藥物，它的特長是除滿，不論是腹滿還是胸滿都可以應用，所以被稱為「除滿要藥」。這裏引起滿的原因，既有濕阻的因素，也有氣滯的因素，因為氣滯和濕阻本來就相為因果。凡是有腹部脹滿不適的，只要沒有陰虛的表現，都可以考慮使用厚朴。它所治腹滿的部位以大腹為主，即肚臍以上的部位。

　　厚朴是性溫的，治療寒濕當然最為合適，對於濕熱證，在用苦寒清熱燥濕的同時配伍厚朴，借助厚朴的苦溫以散結，也能取得很好的效果。在治暑的方子中也經常配伍厚朴，這是因為暑必兼濕，用厚朴能廓清胸中之濕，外邪失去了體內的依靠自然容易解除。

　　厚朴還有一個與其他祛濕藥不同的地方是善於降氣，一些咳嗽胸悶是由於痰濁阻肺，導致了肺氣不降，厚朴用在這裏就可以燥濕化痰、下氣平喘，所以一些痰濕咳喘的病人要想到用厚朴。

　　既然厚朴能下氣，它也能治療月經不通，它治療的閉經屬於氣滯痰阻的情況，病人常伴有胃脘部痞滿、胸悶憋氣、噁心欲嘔等症狀。

用藥方法：可以用薑製厚朴20克，加水濃煎，每日一劑，也可以加少量桃仁、紅花以活血。

　　小便白濁多因脾不散精導致，脾氣不能充分地運化，使得精微物質不能升騰，沉積於下而生濁，我們說濁的本質就是濕，小便裏面有了濕濁就不再清透，所以治療也要祛濕化濁。古方中用厚朴和茯苓二味藥治療便溺白濁，這兩味藥一個能行氣化濕，一個能淡滲利濕，組成了一個祛濕的基本模式。淡滲利濕就是給濕氣一個向下的通道，像下水道一樣讓濕氣流下去，所以在古方中小便不利的情況常用茯苓。厚朴雖然能降氣，但用在這裏就不是降氣了，而是用它的苦溫之性以散精，它和茯苓一升一降相互配合。

茯苓厚朴湯

原　　料　茯苓，厚朴，白朮，半夏，枳殼，陳皮，甘草。

做　　法　水煎服。

療效分析　主治濁陰之氣上升，裏其痰飲，飲食不進，大便為氣閉不通，小便清利。

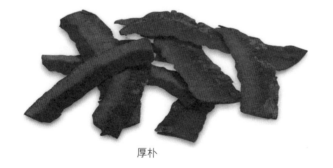

厚朴

砂仁

　　脾胃氣滯濕阻以後，會出現脘腹脹痛，不欲飲食，這時可以用砂仁來行氣化濕，若兼有脾胃虛弱的，應把砂仁加入補益脾胃的藥中，如我們熟悉的香砂六君子湯。它和補益藥一起用，不但能行氣化濕，還能使整個方子補益而不呆膩。

　　砂仁的作用常被俗稱為醒脾，我們知道脾胃容易被濕邪所困，脾胃本身的性格就很和緩，像一個慢性子的人，濕邪的特點又是甘緩粘滯，所以脾被濕困以後，就像一個性格不愛着急的人進入一個緩和的環境，很容易就睡着了。這時砂仁的辛辣味給他點刺激，能夠把這個人叫醒，所以説砂仁可以醒脾調胃。砂仁的辛香之氣較濃，使用時劑量不能太大，3-5克就可以了。白豆蔻和砂仁的作用類似，也能夠治療濕阻中焦及脾胃氣滯。不同的是砂仁作用以中下為主，除了調理脾胃以外，還可以止瀉，可以安胎，治療妊娠嘔吐、胎動不安等。

香砂六君子湯

原　　料　　木香7克，砂仁3克，陳皮3克，半
　　　　　　夏12克，黨參10克，白朮20克，茯
　　　　　　苓20克，甘草7克，生薑10克，大棗
　　　　　　4枚。

做　　法　　水煎服。

療效分析　　主治脾胃虛弱，濕阻氣滯。可治療胸
　　　　　　脘痞悶，食後腹脹，不思飲食，嘔吐
　　　　　　噯氣，泛酸，苔白膩，脈濡弱。

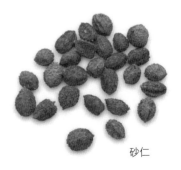

砂仁

威靈仙

　　威靈仙是治療風濕痺痛的藥，它善於走竄，各個部位的病症都可使用，既能追逐經絡風濕邪氣，也能蕩滌臟腑痰涎冷積，凡是痰濕壅滯於經絡中，導致的骨節疼痛、腫痛麻木，都可用它疏通經絡，可單用為末服或配防風、獨活等藥同用。

　　中風導致的手足不遂，威靈仙可佐他藥宣行氣血。跌打損傷造成的淤滯疼痛，可用威靈仙為末，酒煮麵糊為丸，空腹服用。

　　威靈仙具有寬胸理氣、安神定悸的作用，有胸悶憋氣、心悸見症者，在辨證用藥的基礎上，加用威靈仙可提高療效。

　　威靈仙還是治療痔瘡的常用藥物，可以單用威靈仙，或配伍等量的枳殼，煎湯，先熏後洗。威靈仙配木香、防風，做成丸藥內服，可以治痔瘡腫痛，下血不止。

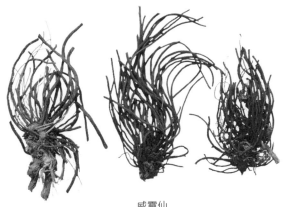

威靈仙

茯苓

　　茯苓屬於甘淡滲濕藥，它主要是把濕向下排出，所以《本草經》記載它能利小便。茯苓特點是藥性平和，既可祛濕又可扶正，具有利濕而不傷正的優點，對寒熱虛實各種水濕都可以運用。

　　茯苓的作用機制在於它能升清降濁，升清就能夠扶正，降濁就能夠祛邪。因此茯苓有很好的雙向調節作用，它既能利小便，又能治小便過多。《珍珠囊》記載它「小便多則能止之，澀則能利之」。

　　小便不利是因為濁氣不降，用茯苓是用來降濁；小便過多是因為清氣不升，用茯苓是靠它升清。此外，因茯苓能升清氣，它有很好的養心安神作用，可以治療心悸失眠。

用藥方法：治療小便頻數，用白茯苓、鹿角霜等份，為細末，酒糊丸，如梧桐子大，每次服30丸。也可以用茯苓和山藥等份，為末，每次服10克，米湯送下。婦女妊娠期中出現煩躁心悸失眠的病症叫做子煩，可以用茯苓和竹瀝加水合煎服用。

　　汗為心之液，心煩急躁容易使人心液不藏而出汗，茯苓可以通過寧心安神而達到止汗的作用。

用藥方法：用茯苓、酸棗仁、人參心脾同補，用法可以等分為細末，米湯送服，本方也能治療睡中出汗。

如果只有心口出汗，其他地方無汗的，多由於心熱或小腸熱引起，茯苓和黃連都能入心，茯苓能養，黃連能清，是扶正祛邪的搭配。

用藥方法：可以用茯苓50克，黃連3克，水煎服。

脫髮有很多種，我們說過其中有一種是因為脾虛運化無力而生濕熱，濕熱上蒸巔頂，侵蝕髮根，髮根漸被腐蝕，則表現為頭皮黏膩而頭髮脫落，可以伴有舌胖苔白，脈濡緩。

用藥方法：這種情況可用茯苓為細末，每次服6克左右，白開水沖服，每日2次，需要長期堅持服用，茯苓能導濕下降，濕去則髮生。

茯苓還可以治療雀斑，用白茯苓末，蜜和，睡前敷於面上，這個用法記載於《本草綱目》。

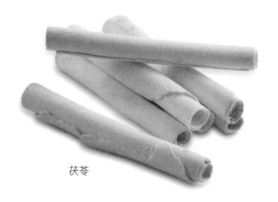

茯苓

澤瀉

　　澤瀉生長在沼澤地或水中，這樣的植物基本都有排水的本能。我們考察一下游泳的人，他要想辦法把頭露在外面呼吸，頭露出來以後，相對來說就等於把水排在了下面。澤瀉的習性也是這樣，它為了避免被水淹死，葉片就要努力的向上挺，這種挺勁決定了澤瀉有升清的功效，同時它又在努力地排水，這就是降濁，所以升清和降濁是一件事物的兩個方面。

　　澤瀉和茯苓都能夠升清降濁，二者的機理有所不同，茯苓的升清降濁就像氫氣球下面掛着一個重物，把繩子剪斷以後氣球上升，重物下落，也就是古人說的清輕者上浮而為天，重濁者下凝而為地。澤瀉像人在水裏游泳一樣，清氣拼命往上鑽，同時把濁氣往下排。

　　和茯苓、豬苓一樣，澤瀉同樣具有利水消腫的功效，治療小便不利、水腫，三者有時還放在一起使用，如名方五苓散。不同之處在於澤瀉升清作用比那二味要強一些，常可以治療一些頭部的疾患，清氣上行則天氣清爽，所以澤瀉有聰明耳目的功效，這種功效特點和它生長時努力上挺有關。

　　如內耳眩暈症，是由於內耳迷路水腫而致發作性眩暈，治療一般需要利水，要選擇能升到頭部利水的藥物，當然會用到澤瀉。

用藥方法：用澤瀉50-70克，白朮20-30克，可隨症加減，水煎，少量頻服，每日1劑，治療本病有不錯的效果。

　　有部分內傷濕濁頭痛以頭腦重痛、耳鳴、項背拘緊為特點，可在某些高血壓及高脂血症患者中出現，在治療的方子中加用澤瀉能提高療效。藥理研究表明，澤瀉具有降血脂、降血壓、抗脂肪肝及輕度降血糖作用，可以預防一些常見的老年病，但我們還是要以中醫理論為指導，辨證來使用，必須有濕濁水飲的證據才能使用。澤瀉以瀉為主，不像茯苓薏米在滲利的同時還有補益之功，因此澤瀉不宜長期用，也不宜單用。

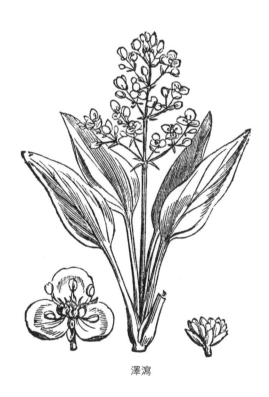

澤瀉

薏苡仁

　　薏苡仁是禾科的植物，色白有點像米，因此俗稱米仁。它是一種糧食藥物，這樣的藥物都秉性平和，可以久服無弊。本品是健脾利濕的要藥，它能夠健脾補中，治療脾虛濕盛的泄瀉，如我們熟悉的參苓白术散裏面就有薏苡仁。又能夠利水滲濕，治療水飲內停導致的水腫、小便不利，有點類似茯苓。

　　健脾利濕是薏苡仁和同類藥都具有的共性，此外，它還有舒筋除痹和清熱排膿的功效，這兩點是它的個性。《本草經》記載它「味甘微寒，主筋急拘攣，不可屈伸，風濕痹」。大筋受濕熱侵襲以後容易縮短，縮短就會攣急不伸，日常生活中叫做抽筋。

用藥方法：可以單用薏苡仁為末熬粥，每日服用。

　　薏苡仁還可以清熱排膿，治療肺癰、腸癰。現在癰瘡之類的不多見了，但是咳嗽吐痰卻是很常見，肺熱痰濁重者，可以單用或加用薏苡仁治療，單用苡仁時，量要大一些，每次20-30克較為合適。一般情況都用生苡仁，可能有個別人服用生薏苡仁會導致腹瀉，則應改用炒苡仁。

　　咳嗽痰多的患者，先考察一下有沒有發熱惡寒、周身不適等感冒症狀，沒有感冒則是因為痰濕儲留引起的咳嗽。

用藥方法：用薏苡仁30克，桔梗10克，甘草20克煎服，可以化痰利肺止咳。

　　小兒頭瘡、胎毒、濕疹等多為濕熱毒邪引起的，也可以採用薏苡仁進行治療。薏苡仁還能用於痰濕阻滯沖任、胞脈壅塞所致的閉經。

用藥方法：濕疹用薏苡仁30克、大黃15克、土茯苓50克，做成蜜丸，每次服用6-9克。閉經用薏苡仁1兩，水煎服。

　　冬瓜皮也有利水消腫的功效，如果體虛水腫，可以用冬瓜皮、赤小豆、紅糖適量，煮爛，食豆飲湯。若治暑濕證，可用冬瓜皮和生薏苡仁、滑石、扁豆花同用。冬瓜皮還有一定的減肥瘦身作用，單用本品泡開水飲用，堅持使用有一定的療效，也可以配伍茯苓、澤瀉、玉米須、山楂、決明子、荷葉等一起服用。

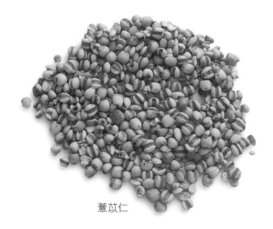

薏苡仁

萆薢

　　萆薢最突出的地方是分清泌濁，為治療膏淋、小便渾濁
的要藥，如萆薢分清飲就以它為君。如果是下焦濕熱引起的
膏淋，可配伍茯苓、黃柏；如果是陽虛造成的小便渾濁，宜
以萆薢與茯苓、益智仁配伍。

　　對於濕熱下注的遺尿症，尿液多有腥臊惡臭味，可服用萆
薢。不過萆薢是固澀小便的藥，不是利小便的藥，如果小便淋
瀝不暢的不可以用它。

用藥方法：用萆薢30-50克水煎，睡覺前頓服。

　　除了治療小便渾濁，萆薢還可用於濕熱下注的帶下病。對於肢體的風
濕痹痛，萆薢也有效果，著名的史國公藥酒裏面含有萆薢。一般來說萆薢
治療的痹症屬於風濕或濕熱為患，治療寒濕痹需要配伍溫熱藥才能起作
用，所以古人說「萆薢之功治濕為長，治風次之，治寒則尤其次也」。

　　萆薢煎水外洗可以治療皮膚濕疹，如再加入白鮮皮、土茯苓能夠增加
療效。

白朮

　　白朮和蒼朮都健脾燥濕，治療脾虛濕盛。蒼朮以燥濕運脾為主，且能發汗解表，祛風除濕；白朮以健脾益氣為主，能杜絕生濕之源。所以脾虛氣弱的多用白朮，而濕盛實證多用蒼朮。

　　小兒流涎多為脾濕引起，中醫認為，涎為脾之液，脾胃虛弱，失於調攝，故而流涎。白朮以健脾益氣為主，能杜絕生濕之源。

用藥方法：用白朮、茯苓、冰糖各10克，共打為末，放入碗中，加水100毫升，入鍋蒸30分鐘，取藥汁分3次服。

　　妊娠小便不通多因脾虛造成中氣下陷，氣塌陷以後壓迫下面就不能暢通，白朮能夠健脾，脾氣足則小便通。月經不行伴有四肢虛腫的，也和脾虛濕阻有關。

用藥方法：妊娠小便可以用白朮60克，砂仁6克水煎服治療妊娠小便不通。月經不行用人參、茯苓各10克，白朮20克，大棗2枚，水煎，食前服。

　　此外，濕邪侵犯腰部引起的腰痛，用白朮效果較好，這種腰痛都有下墜感，像是腰中系有重物。

用藥方法：可以用白朮、生薏苡仁各20克，水煎服。偏寒的去掉薏苡仁，加乾薑5克。

茵陳

　　茵陳能夠利濕退黃，基本上成了「黃疸專藥」。黃疸的發病原因主要是濕，如果黃色鮮明的叫做陽黃，屬於濕熱，黃色晦暗的叫陰黃，屬於寒濕。不論陽黃陰黃，茵陳都可以使用。

　　陽黃一般配伍梔子、大黃清熱利濕，組成著名的茵陳蒿湯；陰黃配伍乾薑、附子、甘草溫化寒濕，組成茵陳四逆湯。對於體表的濕瘡、濕疹，可用單味茵陳煎湯，外洗配合內服。如果因熱引起的眼睛紅腫，以茵陳和車前子等份煎湯，也是內服外洗。

　　有痤瘡、潰瘍的人大多是濕熱體質，茵陳既可以疏通，又能夠清熱利濕，因此可以治療痤瘡。

用藥方法：痤瘡患者用茵陳50克水煎，每日一劑，分兩次服用，連續服用半月以上，對大多數人有效。口腔潰瘍的患者，取茵陳30克用開水浸泡，輕者不時漱口，重者代茶飲，每日3-4次，可在數天之內見效。

　　感冒是一種常見病，如果居於潮濕的環境中得了感冒，因為濕性粘滯，會使感冒的病程拉長，造成發熱反覆、胸悶食少、渾身酸困、口黏苔膩。若見小兒感冒，則可將葛根、茵陳、藿香一同煎服，方中葛根解肌退熱，茵陳清利濕熱，藿香醒脾和胃，辟穢化濁，三味藥沒有過寒過熱的偏性，適合小兒的體質。

用藥方法：用一般的解表藥效果不好時，可以在原方中加入茵陳15克。小兒的感冒發熱可以用葛根、茵陳、藿香各10克，一般4劑內可以治癒，少數體溫在40℃以上、精神不振者，可每隔6小時服藥1次，每劑煎20分鐘，不必煎第二次。

茵陳既可以利濕，又可以清肝膽的實火和虛火，比如肝經鬱熱、膽火薰蒸的頭痛、濕熱口臭、眼眵增多等症，單味煎服即可取得良好療效，而且口味不是苦劣難喝。

有些婦女產後出現面色萎黃沒有光澤，多屬於濕邪困阻，濕邪進一步化熱則可出現黃褐斑、色素沉着。

用藥方法：可用茵陳配伍梔子、三棱、紅花、赤芍、大棗服用，一般劑量為各10-15克。

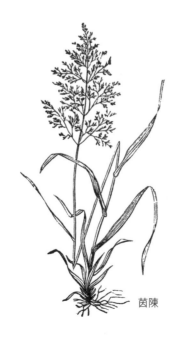

茵陳

石菖蒲

　　石菖蒲能夠化濕和胃，治療濕濁中阻的脘悶腹脹、痞塞不饑等症，可以和佩蘭一起使用。石菖蒲的辛竄勁比較強，它的特長就是借着辛竄之勁來「開竅」，《本草經》中記載它能「開心孔」。對於治療痰迷心竅、神志昏亂、舌強不語等症殊有成效。

　　現在老年性癡呆比較常見，可取石菖蒲和蒲黃這對藥來治療，菖蒲氣味芳香，能夠化脾濁，蒲黃主入血分，生用善活血化瘀，與石菖蒲合用，則能祛血瘀痰濁以通腦絡，取得開竅醒腦安神的效果。

　　多寐也和痰濁蒙蔽神竅有關，菖蒲有醒腦、振奮作用，對本病有效。同時，菖蒲配遠志又可以治失眠，這種失眠是由於痰濕阻滯於中焦，使心腎交流的通路阻斷，心腎不能相交就不能入睡，因此用菖蒲打通中間的道路，用遠志來連接心腎。

　　脾胃濕濁壅盛而導致的不欲飲食，可以用石菖蒲來醒脾開胃，常配伍佩蘭、陳皮。即使有些患者濕邪不顯著，胃脘也沒有脹痛，而是以食慾不振為主訴，經常不知饑餓，胃呈呆滯狀態，因而體重減輕、神疲無力，這時也可用石菖蒲來開胃，用量10克左右即可。

　　石菖蒲還有清咽利喉、啟聲發音的功效，可以治療以聲音嘶啞、失音、咽喉不適、為主要表現的咽喉部多種疾患。

用藥方法：每日10-15克，切片泡水，小口頻服，如果用鮮品要適當加量。可以單用，也可以配伍蟬蛻、玄參、馬勃等清咽潤喉的藥物，但對於急性咽喉炎所致的音啞及陰虛體質者應慎用。鼻塞不通的，用菖蒲和皂莢子（炙）各等份，為細末，用紗布包裹，睡覺前塞入鼻中。

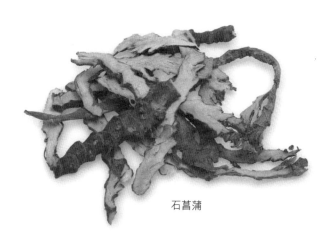

石菖蒲

第**5**章
巧用中藥方
　　對症祛濕邪.........

我們選擇的方劑為古方，這是因為古代的方子經過歷史的檢驗，比較有權威性。介紹方劑的初衷並不是想讓讀者們按圖索驥，而是通過方子來進一步地介紹醫理藥性，使大家對濕邪有更深的認識。當然，我們沒有選錄峻烈的方子，讀者們明白道理以後也可以試用一些小方。方劑的介紹先從簡單組成的開始，有些藥的方名不被人熟悉，所以我們介紹時以藥對為標題。

二妙丸
治療濕熱下行

　　蒼朮和黃柏組成一個方子叫二妙丸，能夠清熱燥濕、健腰利腿，治療濕熱下流，墜於腰腿而導致的筋骨疼痛、痿弱無力，或者腿腳發沉腫脹、膝下生瘡。

　　本方所治的濕熱之邪是處於下身的，但濕並不是發源於下，濕邪生成的本源還是由於脾胃功能失調，治療要找生濕的源頭，因此用芳香而溫燥的蒼朮，直達中焦脾胃來燥濕健脾。但濕雖然起於中，現在已經流於下了，僅僅治理中焦也是不能解決問題，所以又用了苦寒下降的黃柏，入下焦而清濕熱，這樣就標本同治了。

二妙丸

原　　料	蒼朮、黃柏。	
用　　法	本方既可以內服也可以外用，內服可以用兩味藥等份，做成蜜丸，每次服10克，每日兩次。外用可以把兩味藥炒熟研末，用香油調拌以後塗抹。	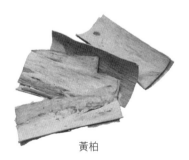
療效分析	清熱燥濕，健腰利腿。治療濕熱下流，墜於腰腿而導致的筋骨疼痛、痿弱無力，或者腿腳發沉腫脹、膝下生瘡。	黃柏

　　本方所治療的濕熱屬於內濕，還有一個方子也很有意思，叫獨活二妙丸，出自《症因脈治》，可以治療感受外濕，組成是獨活、黃柏，是把二妙丸中的蒼朮換成了獨活。蒼朮以調理脾胃為主，雖然也有發散風寒的作用，但不如獨活的力度強，獨活善於驅散體表的風寒濕邪，並且和羌活相比，獨活的作用也偏下，所以獨活和黃柏配伍，能夠治療下肢感受的外界濕熱。

怎麼區分下肢的濕熱腫痛到底是內濕造成的，還是外濕造成的呢？

　　從症狀是很難區分的，但外濕肯定要有一個潮濕的環境，或地面潮濕，或經常淌水，或天氣濕度大，如果沒有這些因素那就是內濕了。其實即使分不清內濕外濕也不要緊，三味藥一起用也沒什麼妨礙，獨活和蒼朮雖然說一個善走體表，一個善走體內，卻都是苦溫辛燥，起效的方式是一樣的，都是用來疏散，使氣行則濕去。

蒼朮地榆湯
治療脾經受濕

　　蒼朮、地榆在《醫方集解》中叫做蒼朮地榆湯，治療脾經受濕、痢疾下血。

　　和二妙丸一樣也用了蒼朮，是因為脾不健運而生濕，這個濕邪也下流了，但這次沒有流向腰腿，而是流向了腸道。濕在腸道就有可能引起下利，並且這個濕邪進一步化熱，濕熱對腸壁有侵蝕性，時間長了使粘膜破潰而出血，這就形成了腸風下血。《雜病源流犀燭》中說：「腸風者，腸胃間濕熱鬱積，甚至脹滿而下血也。」這時的治療和二妙丸一樣，也要用蒼朮來燥化脾胃濕濁，祛除生濕之源；地榆性寒而降，它善於入大腸，清腸道中的血熱，並且它還味酸，有收斂作用，可以止血。二者合用就可以治瀉利便血。

　　使用本方必須排除痔瘡便血及虛寒便血，痔瘡便血的大便是正常的，甚至大便偏乾，而濕熱便血的大便或稀溏或黏膩。而虛寒便血的一般四肢不溫，面色萎黃，血色暗淡。濕熱便血多便血鮮紅，微有腹痛，脈濡數，苔厚膩，這是不難區別的。

蒼朮地榆湯

原　　料	蒼朮15克、地榆10克。
用　　法	水煎服。
療效分析	蒼朮燥溼強脾，升陽而開鬱，地榆清熱涼血，酸收能斷下，為治血痢腸風之平劑。

白芷丸
治療表濕流涕

　　白芷加蔥白在《奇效良方》中叫做白芷丸，能夠疏散表濕，通鼻止涕。因為蔥白有通陽氣的作用，白芷有通鼻竅化濕的作用，所以本方可以治療感受風寒濕邪引起的鼻流清涕。

　　流鼻涕有不同的情況，有流黃鼻涕的，有流清鼻涕的。流黃鼻涕是屬於有熱，本方都是辛溫藥，當然不合適，流清涕是受寒或受濕引起的，也不是都用本方能夠解決，要看邪氣的強弱。邪氣強的可以出現周身疼痛，發熱惡寒，乏力懶倦等症狀。本方沒有那麼大的力量，那個需要正規解表發汗的方子才能解決。

　　那麼本方還有什麼用處呢？其實這種情況也不少，不少人受涼感冒以後，沒有發熱怕冷，也沒有全身難受，就是鼻子不透氣，說話鼻音很重，不停的流鼻涕，這時候想用麻黃湯、柴胡湯等來發汗解表，確實有點小題大做了，而且人家體表也沒有症狀，這時就集中治療鼻竅就行了。這兩味藥都能上行到達頭部，在鼻竅通陽散濕，所以對鼻塞流涕的效果非常好。

蒼朮地榆湯

原　料	白芷末，蔥白。
用　法	搗為丸，如小豆大。每服20丸，茶送下。
健康貼士	本方如果再加川芎溫經通絡，散寒止痛，還可以治療風寒濕邪引起的頭痛。用量是白芷、川芎各10克，蔥白5根，水煎服。

紫蘇陳皮方
治療寒濕上行

　　紫蘇、陳皮這個方子首見於《肘後方》，沒有方名，原書是治療感寒上氣。感寒可以理解為體表有風寒之邪束縛，上氣是因為裏氣鬱滯而上逆，因為胃氣被濕邪所困，不能正常地下行，出現逆而向上。

　　感寒上氣描述得太簡單，具體解釋一下就是治外感風寒，內有氣滯濕阻、身熱怕冷、頭痛無汗、胸脘痞悶、不思飲食。用本方來理氣化濕解表。紫蘇辛溫解表、溫中行氣，陳皮理氣暢中，所以本方雖然只有兩味藥，卻一個去驅散外邪，一個去平定內亂，把主要矛盾都照顧到了，因為外邪和內亂總是牽掣着的，如果只顧一方，總是解決不了問題，只有雙管齊下才行。所以有的朋友感冒了，喝薑湯什麼的發發汗，結果起效不大，就要考慮一下是不是體內有鬱滯不通的情況，也可能有體內化火的情況，不是單純體表的問題了，這就要表裏同治。方中紫蘇還有安胎作用，故妊娠感冒，用本方也很適合。

紫蘇陳皮方

原　　料	紫蘇10克，陳皮10克。	
用　　法	水煎服。	
療效分析	治療風寒感冒、咳嗽、胸悶不舒等病症。	

　　還有一種感冒有時也會遇到，叫做夾氣傷寒，指的是生氣以後，體內的氣機會鬱悶不舒，當然這個氣是生悶氣，不是發怒爆發出來，因此氣機會逐漸地鬱閉在內。我們的體表平時都是有正氣在巡邏的，防止外邪入侵。如果正氣都鬱閉在裏面，外面的兵力自然就減少了，所以暴怒會導致抵抗外邪的能力下降，這時就容易被外邪襲擊出現感冒，這種感冒除了體表會有發熱惡寒以外，還會有心情鬱悶、噁心、胸悶、吃不下東西等表現。這時也要解表加理氣，本方以理氣化濕見長，如果是生氣引起的氣滯，最好再加香附來理氣，在《太平惠民和劑局方》中有個方子叫香蘇散，組成就是：香附、紫蘇葉、陳皮、甘草。

香蘇散

原　　料	香附120克，紫蘇葉120克，炙甘草30克，陳皮60克。
用　　法	水煎服，用量按原方比例酌減。
療效分析	疏散風寒，理氣和中。主治外感風寒，惡寒身熱，頭痛無汗，胸脘痞悶，不思飲食，舌苔薄白，脈浮。

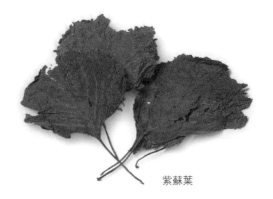

紫蘇葉

二薑丸
治療脾濕腹痛

乾薑和高良薑組成二薑丸，出自《太平惠民和劑局方》，是治療胃腹疼痛的方子。

腹部是一個很怕冷的部位，中國人以前沒有背心的時候，都有一個兜肚護住肚子，就是為了防止腹部受寒，因為這是三陰經循行的地方，雖然腹部也有胃經這條陽經，總體來說還是屬陰的。所以有些人喝完涼啤酒或睡覺沒蓋好肚子，都可能出現脘腹疼痛，甚至腹瀉。

如果脾胃陽虛不太嚴重的，偶爾有一次疼痛，嚼點生薑可能就行了，只要在家做飯的，家裏都有生薑，所以比較方便。如果平時就脾胃陽虛，經常胃痛腹痛的，服用生薑就不行了，沒有那麼大力量。生薑其實不是專門暖中的藥物，它善於發散，是解除體表風寒之邪的，真正暖中要靠乾薑。

或有人說生薑、乾薑不都是薑嗎，曬乾了功效就差別這麼大嗎？我們把生薑晾乾或曬乾就會發現，它成不了乾薑，最後乾癟的只剩下皮和一些纖維了，乾薑是薑地裏的老薑做成的。所以乾薑必須去藥店買，不可能在自己家曬。乾薑有溫脾除濕的功能，偶爾的受寒腹痛可能是單純的寒邪，如果經常脘腹疼痛，那就可能不單是寒邪了，寒邪在裏面時間久了，氣機不運會進一步產生濕邪，所以用乾薑來暖脾祛濕。

　　高良薑也是暖中的藥物，為什麼和乾薑重複來用呢？高良薑還有一個特點，有一股香氣，因此它除了溫中還有行氣的作用，這樣二味配合溫中行氣，能很好地祛除中焦的寒濕。而且乾薑暖脾為主，高良薑暖胃為主，分工不同，二味合用能夠養脾溫胃，去冷消痰，寬胸下氣，治一切冷物所傷。經常胃寒腹痛的人可以用這兩味藥等份，做成水丸或蜜丸，放在家中以備不時之需。

二薑丸

原　　料	乾薑，高良薑適量。
用　　法	磨為細末，搗成丸。每次服15至20丸，餐後橘皮湯送下。
療效分析	養脾溫胃，去冷消痰，寬胸下氣。

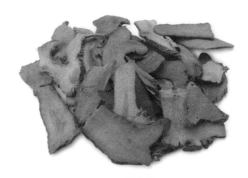

高良薑

陳香櫞散
治療氣滯腹痛

　　砂仁和香櫞二味藥在《梅氏驗方新編》中叫做陳香櫞散，是主治氣滯胃痛的方子。前面介紹了乾薑和高良薑組成的二薑丸，該方是治療寒濕阻滯的胃痛，本方則是治療氣滯濕阻的胃痛。

　　氣滯胃痛表現為胃脘痞脹疼痛或攻竄脅背，噯氣頻作，情緒鬱悶惱怒時復發或加重，胸悶食少。氣滯時間久了會有濕邪生成，出現噯腐吞酸，排便不暢。砂仁能夠行氣止痛，同時也能化濕。香櫞和橘子是類似的植物，也有橘子的那種香味，有香味就能行氣，所以它可以疏肝理氣、寬胸化痰、除濕和中、而且香櫞本身就是治療氣滯胃痛常用的藥物，和砂仁配伍以後更能增強效果，以砂仁5克配香櫞10克，水煎服即可。

陳香櫞散

原　　料　　砂仁5克，香櫞10克。

用　　法　　水煎服。

療效分析　　主治氣滯胃痛。

健康貼士　　如果氣滯胃痛發作時家中找不到砂仁和香櫞，以陳皮臨時代替也可以，兼寒的配伍生薑，兼熱的配伍蘿蔔。

丁夏湯
治療痰濕阻滯

　　半夏、丁香在《醫學入門》中叫做丁夏湯，能夠和胃降逆消痰。有些嬰幼兒睡眠不甯，神不安穩，可以進食但進食後容易嘔吐，有時咳嗽咯痰，舌苔可能也厚，這是痰濕阻滯在胸膈造成的。

　　痰濕怎麼來的呢？小兒貪食或喜歡吃生冷肥膩東西，這樣就增加了脾胃的負擔，造成脾胃之氣停滯而清濁不分，水穀不化生精微反成痰飲，痰飲阻在胸膈，就會容易嘔吐，或咳嗽吐痰，痰濕擾亂心神也可能出現睡眠不穩。

　　半夏在這裏起到幾個作用，一個是燥濕化痰，一個是降逆止嘔，並且半夏還有安神的作用，使小兒睡眠踏實。丁香是我們常用的調料，它性味辛溫，能夠溫中降逆，用於脾胃虛寒、呃逆嘔吐。本方其實不是兩味藥，還要加生薑一同煎，生薑和半夏是一個非常經典的止吐方，叫做小半夏湯，所以本方又可以看做是小半夏加丁香組成的。

丁夏湯

原　　料	半夏15克，丁香15克。
用　　法	加生薑，水煎服。
療效分析	脾中虛寒，停痰留飲。
注意事項	小兒的用量以丁香1-2克，半夏5克，生薑3片就可以了。

金剛丸
治療腎虛致寒濕侵襲

　　萆薢和杜仲在《赤水玄珠》中叫做金剛丸，能夠燥濕通痹、健腰膝，治療下肢的痿軟無力疼痛。前面我們説二妙丸能治療下肢的筋骨疼痛、軟弱無力，那是因為濕熱下注引起的，本方證是因為腎虛導致寒濕侵襲。

　　腎與肝是水和木的關係，也就是母子關係，所以腎虛時間長了會影響到肝。腎和肝一個主骨，一個主筋，肝腎不足會使得筋骨軟弱，一方面造成腰膝無力，走路時感覺腿軟；另一方面使筋骨抵抗外邪的能力下降，風寒濕邪會趁機入侵筋骨，造成筋骨疼痛。

　　萆薢溫通經絡，有利濕去濁、祛風除痹的功效，能夠治風濕頑痹、腰膝疼痛。杜仲性溫，味甘，我們都知道它是一味補腎的藥物，其實它也能補肝。把杜仲掰開就可見它有很多細絲相連，這種堅韌而連綿不斷的細絲就是它的「筋」。而且杜仲還能提取一種植物膠，膠這種東西既結實又不堅硬，柔韌有彈力，和筋的特性非常像，所以到體內它也能補人的筋，可以説杜仲有肝腎同補的功效。古人説：「凡下焦之虛，非杜仲不補；下焦之濕，非杜仲不利；足脛之痿，非杜仲不去；腰膝之疼，非杜仲不除。」可見杜仲除了補益作用以外還能祛濕，因此它和萆薢配伍在一塊治療本證更加合適。

金剛丸

原　　料　肉蓯蓉800克，豬腰子500克，綿萆薢800克，菟絲子800克，杜仲800克。

用　　法　以上五味，先將豬腰子剖開，去筋、膜、洗淨，加黃酒 200g，煮爛，然後與其餘肉蓯蓉等四味混合，乾燥，粉碎成細粉，過篩，混勻。每100g粉末加煉蜜45~55g與水適量，泛丸，乾燥，即得。

療效分析　補腎強筋，骨祛風濕。

健康貼士　① 如加牛膝，則補肝腎及強筋骨之力增強，對下肢無力更有效；
　　　　　② 再加配五加皮，則祛風濕能力加強，對風濕侵入筋骨而致的腰腿痛、足膝痠痛更合適。

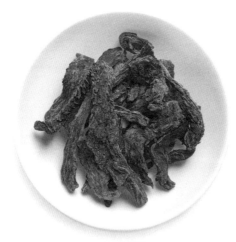

肉蓯蓉

郁李仁飲
治療水濕便秘

　　體內有水濕，容易阻礙氣機，導致大便困難。由薏苡仁和郁李仁組成的郁李仁飲，可以利水消腫、潤腸通便，對津枯腸燥、食積氣滯、腹脹便秘、水腫、小便不利有明顯療效。

　　有個朋友問，經常便秘又不敢多喝水，一多喝水就出現水腫，有這種矛盾怎麼辦。其實這種情況的主要矛盾不在便秘，而在於體內有水濕，水濕之邪容易阻滯氣機，特別是阻於大腸時，大腸向下排出糟粕的能力下降，就會出現大便困難，這種便秘大便未必乾燥，但卻感到向下推送的力量不足，難以排出。

　　用什麼方法能一舉兩得，既利了水濕，又能潤大腸通便呢？《養老奉親書》中記載有一個方子叫郁李仁飲，組成就是薏苡仁和郁李仁。從書名可以看出，老年人多有這種情況，原方就是治療「老人腳氣沖逆，身腫，腳腫，大小便秘澀不通，腹脹，喘乏不安，轉動不得，手足不仁，身體困重或疼痛」。從這些症狀可以看出水腫確實可以和便秘並存，而且不僅大便困難小便也不通利，因為氣不能順降同時可以影響大小便，氣喘也是肺氣不降的表現。

　　薏苡仁有健脾滲濕、除痹止瀉的作用，常用於水腫、腳氣、小便不利。郁李仁具有潤燥滑腸、下氣行滯、利水消腫的功效，用於津枯腸燥、食積氣滯、腹脹便秘、水腫、小便不利。這兩味結合起來既能夠利水消腫，又能夠潤腸通便，是非常巧妙的配合。

郁李仁飲

原　　料　郁李仁、薏苡仁。

用　　法　郁李仁、薏苡仁以1：2的比例以水煎服。服用時可以光喝藥汁，也可以
　　　　　帶薏米一塊吃下。

療效分析　利水消腫，潤腸通便。

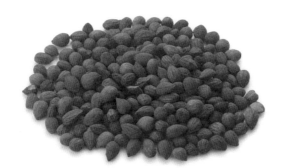

郁李仁

麥蘗散
治療脾濕胃脹

　　乾薑和麥芽在《普濟方》中叫麥蘗散，有破濕除滯的作用。該方主治宿食不消，胃脘脹痛。

　　有的人吃飽飯就喜歡躺下，四肢也懶得動。這是脾濕阻滯，清陽不能正常散出造成的。如果飲食過度，超過脾胃的消化能力，就會使未完全消化的食物積聚在中焦胃腑，而且進一步醞釀化濕，濕和食阻滯脾胃升降的氣機就會出現胃脘脹滿疼痛、打嗝氣味酸腐、反酸，甚至吐出不消化的食物。

　　所以本證的實質就像在一條動力不足的傳送帶上堆積了過多的貨物，使得貨物大量堆積。治療方法一是增加傳送帶的動力，一是減少貨物，減輕負荷。乾薑能夠健運脾陽，增強它的運化能力，這樣傳送帶的動力就加強了。麥芽是種子剛發芽，有一種生發之氣，能夠行氣疏肝，氣機通暢以後積食也被消導，這就減輕了傳送帶的負荷，使脾胃的消化功能恢復正常。

　　而且本方用的是炒麥芽，麥芽被炒以後就吸收了火氣，火在五味中是對應於苦味的，之所以食物燒糊以後都發苦，就是裏面吸收了火性。火在五行中有開破的作用，像火藥一樣，能把積聚的東西爆破開，所以麥芽炒後消食能力大增。其實不僅是麥芽，過去民間有種說法，烤糊的饅頭吃了能化食。饅頭本來就是麵食，吃完應該會加重食積，烤糊了以後卻能消食，也是因為饅頭裏面吸收了火氣。烤饅頭的本底是麵粉，吃進去以後和胃裏存積的麵食是同類，它們有親和力，積食一看是同類來了，就把烤饅頭接受了，但沒想到來的同類裏面夾着火性，它們來是搞破壞的，把原來積食的組織結構都破壞了，這是打擊對手常用的摻沙子的方法。

麥蘗散

原　　料　乾薑、麥芽。

用　　法　乾薑、麥芽以1：2的比例用粉碎機打成粉末，每次服3-5克，一日3次。

療效分析　主治宿食不消，胃脘脹痛。

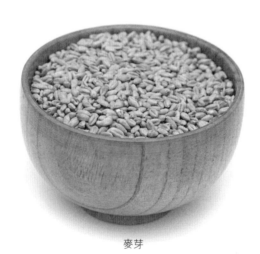

麥芽

貝母、乾薑
治療痰鬱胸膈

　　貝母和乾薑組方出現在《集效方》，沒有方名，能夠治療憂鬱不伸造成的痰鬱胸膈。本證是由心情鬱結引起的，所以必須要解鬱散愁。

　　由於七情的鬱結，使得肺脾氣滯，不能佈灑水穀精微到四肢百骸，水穀之氣便鬱而生痰。痰濕阻於胸中會出現痞塞硬滿，噁心欲吐又不能吐出，影響肺氣的宣降則呼吸不利，氣血從軀體運行到四肢必須要經過胸部，胸膈如有痰濕阻礙，有可能出現手足不溫。

　　本證是由心情鬱結引起的，所以必須要解鬱散愁，方中用到了貝母，大家都知道貝母是一味化痰止咳的藥物，怎麼能用來解憂呢？貝母在《詩經》中稱「蝱」，在《詩經‧載馳》中有「陟彼阿丘，言采其蝱。女子善懷，亦各有行」的詩句。詩中説貝母可以治療「女子善懷」，這説明了貝母能散心胸鬱結之氣，可治心中不快、愁悶不舒的病症。它化痰的作用其實是由解鬱結延伸來的，濕的實質是氣機紊亂，痰則更進一步，在亂的基礎上又結滯在了一起。貝母能夠解鬱就是散開一團鬱結的氣機，氣機理順以後痰濕自然不復存在。

　　可見貝母化痰和半夏化痰是不同的，半夏非常辛辣，善於開破，對待痰濕毫不留情，以快刀斬亂麻的方式來破除痰濕；貝母相對來説則溫柔的多，它很有耐心，把這團亂麻找出頭緒來，一點點地解開。因此貝母用在這裏既能解鬱消愁也能化除痰濕，能夠一舉兩得。乾薑能夠溫脾肺之陽，可以提供陽光，貝母的作用是把一團潮濕的東西攤開，再放到乾薑的陽光下一照射，痰濕就化為烏有了。

　　還有一首治療痰氣食鬱的方子，是以貝母配伍厚朴，能夠「化痰降氣，止咳解鬱，消食除脹，有奇效」。我們來看這兩首方子有什麼區別呢？可以說乾薑提供的是溫陽的火力，厚朴提供的是行氣的風力，貝母把潮濕的東西梳理開以後，既可以用太陽把它曬乾，也可以靠風力把它吹乾，有異曲同工的作用。當然也可以乾薑和厚朴都用，那就相當於吹風機吹出的暖風了，乾得更快，而且厚朴本身還有消除胸滿的功效。

貝母乾薑化痰方

原　　料	貝母15克，乾薑10克。
用　　法	水煎服或做成水丸服用。
療效分析	主治長期心情不暢導致胸部堵悶氣短，且多痰。
注意事項	如果再加厚朴10克的話，乾薑應減為5克，否則方子過於溫燥。

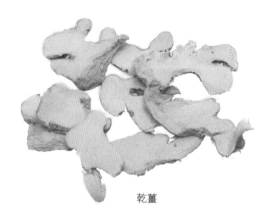

乾薑

二賢湯
治療食後痰濕胸滿

　　甘草和陳皮在《百一選方》中叫做二賢湯，能夠燥濕化痰，降氣。治療胸膈痰阻氣滯，食後胸滿。

　　本證也是痰濕停滯胸膈造成的，和上方不同的是，這個痰濕由飲食引起，上方的痰濕由情志引起。所以上方證常見心情不暢，氣短胸悶；本證也有胸滿悶，但發作和進食有很大關係，往往在進食後感覺胸滿不下，或食量減少，舌苔多較為厚膩。所以上方用到貝母這味解鬱藥，本方則用陳皮來理氣。

　　我們知道中醫理論中認為肝升肺降，肝和肺協調得好才能保證氣機順利運行，雙方的任何一方卡住都會造成整體氣機的不暢。聞一下陳皮是有香氣的，香氣的特點是往外散發，所以陳皮的起效主要是靠疏散作用，和肝主疏泄的特性是一致的，因此陳皮調氣的實質是疏肝。貝母則不同，聞一下貝母，基本聞不見任何味道，說明它不是靠香氣辛散起的作用，它其實是調理肺氣的。肺的功能是主宣降，也就是說先宣後降，肺的形狀像雨傘一樣，雨傘首先要撐開，撐開的狀態就是宣散，但雨傘的邊緣又是下垂的，下垂的狀態就是斂降。貝母的植株是杆很直立，有向上升的力量，但到了頂端它又通過一段弧形轉而下垂了，說明它又能垂降，和肺的狀態是一致的，因此能夠調肺氣。

　　肺在情志中主悲憂，肝是主怒，所以長期的心情不快樂而憂愁就會傷肺，一時想不開氣往上撞會傷肝，憂愁的需要貝母來解憂，憤怒的需要陳皮來暢肝。這個甘草、陳皮組成的方子在《絳囊撮要》中能夠治療「肝氣痛，常服除根」，可見其疏肝作用。

　　要問為什麼肺主憂、肝主怒，因為肝氣是聚的，肺氣是開的。大家放鞭炮時都放過二踢腳，二踢腳升空時必須是聚合在一起的，到了空中爆炸開然後分散下落，如果在下面就散開那肯定無法升空了。而要發怒，氣必須聚，能量聚集才能發怒，氣一散就怒不起來了。所以氣升到肺以後已經是散開的狀態了，它無法再發怒，遇到不順心的事，只能悲憂發愁了。

　　上方治療的是憂愁生痰，用貝母來治療，本方證雖然不是憤怒生痰，也是因為肝氣不能很好疏泄，使脾氣不運而生痰，所以用陳皮來疏肝理氣運脾。降氣不是陳皮的直接作用，是因為有痰濕阻於胸膈，使肺胃之氣不能順降。祛除痰濕以後，肺胃恢復了降氣的能力，甘草在本方中是緩和陳皮藥性的。

二賢湯

原　　料　陳皮15克、甘草10克。

用　　法　水煎服。

療效分析　本方適合進食後即覺胸滿不下的人，或經常咳吐痰濁的人。可祛除痰濕，
　　　　　調理胃氣。

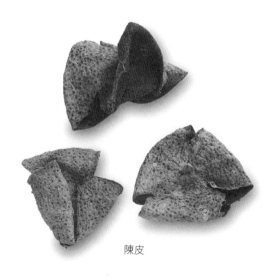

陳皮

朮附湯
治療寒濕痹痛

　　白朮和附子在《普濟方》中叫做朮附湯，能夠治療寒濕痹痛。寒濕痹痛表現為背腰拘急疼痛，或連髖股，或引膝脛；四肢有僵硬和沉重感，轉側不利，遇寒加重，得溫則減；或惡寒怕冷，自汗。

　　一個人的陽氣不足，或者外濕剛剛入侵還沒有化熱，這時的濕邪就是寒濕之邪。濕邪侵襲人體是從肌表開始的，這時候適合羌活、獨活之類的辛溫藥來解表，濕邪在肌表沒祛除就會逐漸往裏走，下一站就是肉，這時候再用羌活發汗就起不了太大作用了。

　　濕邪到了肉以後很容易把它控制住，這是因為濕邪的性質為滯緩的。肉有什麼特點呢？我們說某個人性格脾氣比較肉，就是說這個人不乾脆，急不起來，所以肉和脾是一個系統的，在五行屬土，土的性質就是緩和。既然濕和肉的特性都是緩和，它們就同氣相求，濕邪喜歡停留在肉。筋就不容易被濕侵，因為筋和肝是聯繫的，肝的特性是急，筋要不斷地收縮，它的特性也是急，因此濕邪附在筋上也容易被甩掉。

　　本方選用了白朮來祛濕。白朮是健脾的，中焦的濕可以用它來運化，而中醫的理論中，脾、肉、白朮在五行中都屬土，它們都是一個系統的，因此白朮同時又能入肌肉，《本草經》中記載它能主「風寒濕痹，死肌」，外周肌肉的濕邪痹阻也可以用它來祛除。但光用白朮效果比較緩慢，因為白朮既然屬土，它的性格也緩和，所以要用比較活潑的附子來通脈，附子是先鋒，先把通往肌肉的道路通開，然後白朮的大部隊來到肌肉開展工作。

朮附湯

原　　料　白朮20克，附子5-10克。

用　　法　水煎服。

療效分析　治療寒濕痹。

白朮、杜仲，治療寒濕腰痛

另外，白朮還能治療腰痛。這個腰痛當然不是腎虛腰痛，而是濕邪侵犯腰肌造成的疼痛。症狀可見腰部冷痛重著，腰部總有下墜的感覺，伴有轉側不利，每遇陰雨天或腰部感寒後加劇，痛處喜溫，得熱則減，苔白膩而潤。

文獻中記載白朮能「利腰臍間血」，它對腰部是有靶向性的。而杜仲補腎強腰，我們說過杜仲掰開以後有絲相連，有粘結力，可以把不穩定的腰部固定好。白朮能夠祛除已經有的濕邪，用了杜仲之後就補足了腰部的正氣，使濕邪不能再侵犯，兩者相輔相成是一個扶正一個祛邪的模式。白朮、杜仲在《石室秘錄》中叫做利腰丹，能夠治療寒濕腰痛。本方基本是以扶正為主，可以長久服用。

利腰丹

原　　料　白朮20克，杜仲10克。

用　　法　水煎服。

療效分析　補腎強腰，治療寒濕腰痛。

遠志湯
治療痰濕健忘

　　菖蒲和遠志在《聖濟總錄》中叫做遠志湯，二味配合能夠開竅安神，治療痰濕閉阻心脈造成的多忘善誤或心慌心痛。

　　心臟是身體中最靈動的一個臟器，它能夠主神明，所以渾渾噩噩是不行的。但確實有些人整天迷迷糊糊，説話顛三倒四，記憶力不好，入睡困難，心悸心慌，嚴重時還有心前區疼痛，舌苔比較厚膩，這是痰濁蒙蔽心竅的表現。

菖蒲和遠志，善開心竅

　　痰濁阻斷了心與外界的聯繫，所以顯得不那麼機靈了。這時首先使用辛溫的菖蒲來祛痰濁，辛溫祛痰的藥很多，如半夏、膽南星等都有這個作用，為什麼非要首選菖蒲呢？菖蒲與心臟有親和力，《本草經》記載它能「開心孔，補五臟，通九竅，明耳目，出聲音」。正是由於它善開心竅，所以常用於癲癇、驚悸健忘、神志不清等病症。遠志也能祛痰通竅，用於驚悸、健忘、失眠，所以它對菖蒲有一個輔助作用，更為重要的是遠志能夠交通心腎。心臟和腎臟一個為火臟，一個為水臟，由於水火需要交濟的緣故，使得心和腎的關係非常密切。遠志的作用主要是把心和腎連接起來，像一根電線一樣把雙方一連，心腎就可以交通了。

　　遠志不光能幫助入睡，還能治療健忘，記憶是長期儲存着一些東西，這種長期儲存的神志就叫做志，志是儲存在哪裏呢？腎主藏志。所以人要提調一些記憶中的事時，都要去腎提調。現在由於濕濁阻斷心腎交通的道

路，心臟想去腎臟提調資料不能成功，就表現為健忘了，這時也需要遠志
把心腎連接起來。因此菖蒲和遠志配合起來就能夠思維清晰，不易忘事。

遠志湯

原　　料	遠志（去心）1兩（38克），菖蒲（細切）1兩（38克）。	
用　　法	磨為粗末，水煎，去滓溫服。	
療效分析	開竅安神，治療痰濕閉阻心脈造成的多忘善誤，或心慌心痛。	

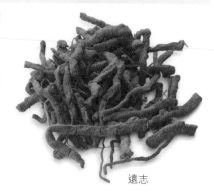

遠志

加入茯苓，可起協調緩衝作用

　　痰濁閉阻心竅還可以出現心慌，嚴重時心痛，所以現在的冠心病只要
辨證屬於有痰濁的，都可以在方中適當加菖蒲、遠志以開心竅。如果單純
服用這兩味藥物，就不適合長期使用，因為這兩味藥性格都比較暴烈，嘗
一下就知道它們很辛辣，就像兩個急性子的人做事太莽撞，短期內做些開
拓性的事可以，時間一長就容易惹事，所以還需要配一個慢性子的人來調
和牽制他們。

　　《體仁彙編》中有聰明湯治痰濁上泛的健忘，就是以本方再加茯苓。茯
苓能夠利濕化痰，對上兩味藥起到協助作用，還有甘緩之性，能夠緩衝菖
蒲、遠志的辛竄，更重要的是茯苓本身有養心的作用，前面兩味藥只是能
祛邪，加上茯苓以後祛邪扶正就全面了，可以長期服用。當然茯苓的用量
要比菖蒲、遠志要大，茯苓可以用20克，菖蒲、遠志各3-5克就差不多了。

青金丸
治療痰濕哮喘

　　萊菔子和生薑在《萬病回春》中叫做青金丸，具有降氣平喘、破濕化痰的功效。原書說主治「哮喘用厚味發者」。

　　哮喘是一種發作性的疾患，平時可以和正常人一樣，但發作時則呼吸急促、喉中痰鳴、煩燥不安。如果是正常人感受外邪出現喘，他先要經歷一個表證的階段，等邪氣突破了體表的防護線，才能進一步侵犯到肺，這時肺氣就要想辦法驅散外邪，如果能推得動，那可以表現為咳嗽，如果正氣推不動了，就會出現喘了。總的來說從初感外邪，到喘息發生有一個時間過程，不會突然發作。

　　哮喘發作這麼快是因為它平時就有伏痰，遇到適當的誘因就把伏痰勾起而堵塞氣道。這個誘因可以是感受外邪，也可以是情志抑鬱，或聞到異常氣味等等。本方是治療因吃油膩厚味而發作的情況，吃入厚味以後會導致痰濕加重，氣機更加壅滯不通，所以有可能會引起哮喘發作。這時要預防發作一是要通行氣機，一是運化痰濁。萊菔子能夠消食除脹、降氣化痰，主治食積氣滯導致的脘腹脹滿，或咳嗽痰多，喘促胸滿。其功效顯著，有「沖牆倒壁」之稱。生薑的作用是升散，和萊菔子可以說是升降搭配，把飲食厚味造成的鬱滯衝擊開，就有可能避免哮喘的發作。

青金丸

原　　料　　萊菔子，生薑

用　　法　　製作可用萊菔子淘淨，蒸熟，曬乾，研末，與薑汁拌勻，共蒸餅，製丸如
　　　　　　綠豆大。每服30丸（約6克），日服3次，溫開水或蘿蔔汁送下。

療效分析　　降氣平喘，破濕化痰。

療效分析　　本方也可加入杏仁，杏仁質潤能夠利肺氣，相當於給肺臟這台機器上了潤
　　　　　　滑油，使肺工作的更輕鬆，痰濕也容易排出。但如果真是正式發作的哮
　　　　　　喘，用本方的力量肯定不夠。所以本方也不限於治療哮喘，老年的久嗽痰
　　　　　　喘，每服3-9克，含口中，時時以津液咽下。

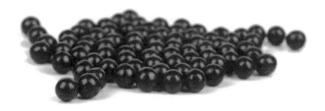

青金丸

連蘇飲
治療急性濕熱嘔吐

連蘇飲出自薛雪的《溫熱病篇》，組成為黃連、蘇葉兩味藥，是治療急性濕熱嘔吐的方子。

我們知道濕熱需要辛開苦破的組合，本方雖然只有兩味藥，卻具備辛味和苦味聯手的陣勢，對於濕熱阻滯中焦引起的嘔吐有很好的療效。這種嘔吐的原因是胃中有濕熱鬱伏，使得胃氣不能順降，既然不能降下，胃氣想解除這種鬱熱就必須向上宣洩而出，這樣就造成了嘔吐。而濕熱粘滯於胃口，嘔吐又排不掉這樣的濕熱，所以才晝夜不止。這時不用太全面的方子，以少量的黃連、蘇葉，清除掉局部的濕熱，也就不嘔吐了。

連蘇飲

原　　料	黃連2克，蘇葉4克。	
用　　法	水煎至50毫升，服食時先含在咽喉部約5分鐘，然後慢慢咽下。	
療效分析	清熱順氣，主治急性濕熱嘔吐。	

什麼樣的嘔吐是胃中濕熱造成的呢？一般都有舌苔偏膩，同時可能伴有胸脘痞滿、口苦咽乾、心中煩躁等。黃連不但能治濕熱，還能降胃火的上沖；蘇葉味辛而芳香，既能順氣，又能降氣治嘔吐，雖然有些性溫，但和黃連配在一起就不怕它溫熱。值得注意的是本方的用量很小，每味藥2-3克就可以了。中醫講「輕可去實」，胃中濕熱本來是鬱滯性疾病，本質是氣不流通，給予輕清的藥物，則正氣宣佈，邪氣潰散；如果給的量太大，反而失去靈動之機。用量小就給我們服用帶來方便，即使小孩也不難餵藥。

> **案例**
>
> 　　李克紹[1]先生治療某男，50多歲。偶爾似覺感冒，但沒有明顯的發熱怕冷症狀，卻頻頻作嘔，又嘔不出什麼，從早至午，幾無休止，非常苦惱。經診查後，既不是寒吐，也不是單純的熱吐，舌苔微黃薄膩。即診斷為濕熱嘔吐，用黃連1.5克，蘇葉1克，水煎服。病人第二天來訴，此藥服下之後，胸中覺得十分拘緊，像有人用手大力抓住一般，想有意地試作嘔吐也不能了。自後再未服其他藥物，嘔吐也未發作。

連蘇飲也可治療肝熱犯胃的嘔吐

　　連蘇飲的本意雖然是治療濕熱嘔吐的，其實對於肝熱犯胃的嘔吐、呃逆也有效果，這是因為黃連善於清瀉肝火，蘇葉可以降胃和中。

> **案例**
>
> 　　張文選[2]先生治療某女，49歲，一個月以來頻繁嘔吐，飲食難進，就診時發現她煩躁不安，雙目怒氣衝衝，舌紅赤，苔薄黃微膩，顯然是肝火沖逆犯胃嘔吐，給予本方泄肝安胃，1劑嘔吐減，6劑嘔吐止。

---

[1] 李克紹，著名中醫學家，《傷寒論》研究專家，山東中醫藥大學教授。
[2] 張文選，香港浸會大學中醫藥學院首席講師。近年來重點從事仲景經方證與溫病方證的研究，以及溫病方治療雜病的研究，提出用溫病理法辨治雜病的理論。

葶藶丸
治療胸膈水濕

　　葶藶丸由葶藶子、大黃、人參組成，出自《聖濟總錄》。本方可以導胸膈的水濕之邪從大小二便排出。

　　一些心肺功能不好的老年人，經常會有胸腔積液，胸腔積液一旦形成，病人會有憋氣至氣喘的症狀，甚至伴有胸痛和咳嗽。肺有宣發肅降的功能，能夠把津液灑開並順流下去，如果肺氣不調，津液就會聚集並且不能下降，這樣就存留在胸膈以上形成積液。

　　葶藶子性味辛苦寒，能夠瀉肺降氣，祛痰平喘，利水消腫。辛味能散，苦味能破，能把凝滯的肺氣通開，水濕就能順流而下。胸膈以上的水飲就像下雨後塑膠布上的積水，如果用葶藶子的這種開破力把塑膠布捅開，水就漏下來了。大黃有通利大腸的作用，大腸和肺是表裏的關係，用大黃可以在下面繼續起作用，把水排出體外，所以葶藶子和大黃是常用的配對。然而這兩味藥都屬於瀉藥，能夠損人正氣，所以又用人參這味補氣藥來駕馭它們。胸水形成是肺氣虛弱不能通調水道造成的，人參能夠補充脾肺之氣，正氣充足以後就能防止胸水再次形成。因此本方必須以扶正藥為主，攻邪藥為輔。

葶藶丸

原　　料　　葶藶子3克，大黃5克，人參10克。

用　　法　　按此比例做成水丸，每次服10克左右。

療效分析　　通肺氣，治療胸腔積液。

九味羌活湯
治療外感風寒

　　九味羌活湯出自《此事難知》，組成為羌活、防風、蒼朮、細辛、川芎、白芷、生地、黃芩、甘草。本方以發散藥為主，功效是發汗祛濕、兼清裏熱，能夠治療的是外感風寒、夾有濕邪。

　　外感風寒表現為惡寒發熱，頭痛，脖子僵硬，肢體痠楚疼痛，不出汗。由於外邪的束縛使得體內容易化熱，出現口苦口渴，想喝水卻又不想喝冷水，即使喝也不會多。這是由於濕邪的存在，喝水太多難以運化，濕邪嚴重的還可能感到口黏。

　　本方的主藥是羌活，羌活能夠發散太陽經的風寒濕邪，太陽經主什麼呢？太陽主一身之表，它平時像一張網一樣在體表護衛着身體，所以如果是邪氣從外襲擊人體的話，首先要困住太陽經，出現發熱惡寒、周身痠痛等症狀。羌活能夠引領白芷、防風、細辛、川芎等藥物沖散掉體表的風寒濕邪，但這些藥都比較辛燥，加上患者本來就可能有口乾口苦等化熱的表現，所以就加了黃芩、生地來平衡這些藥物的燥性。

九味羌活湯

原　　料　　羌活6克 ，防風6克，蒼朮6克，細辛2克，川芎3克，白芷3克，生地3克，黃芩3克，甘草3克。

用　　法　　加生薑、葱白煎服。

療效分析　　發汗祛濕，兼清裏熱。主治外感風寒表濕證。症見惡寒發熱，無汗頭痛、肢體痠楚疼痛，口苦而渴，舌苔白薄，脈浮緊。

敗毒散
治療體內濕邪堆積

　　敗毒散出自《小兒藥證直訣》，組成為：柴胡、前胡、川芎、枳殼、羌活、獨活、茯苓、桔梗、人參、甘草。能夠治療感冒風寒濕邪出現的憎寒壯熱，無汗，頭項強痛，肢體痠痛，鼻塞聲重，咳嗽有痰，胸膈痞滿，舌苔白膩，脈浮濡。

　　憎寒壯熱、無汗、頭項強痛、肢體痠痛是邪氣在體表的表現，鼻塞聲重、咳嗽有痰、胸膈痞滿則是邪氣在肺膈。因此本方和九味羌活湯不同的是，上方的濕邪僅在體表，本方證的濕邪也可以在體內，比如出現的咳嗽有痰就是濕濁阻肺，胸膈痞滿也是濕滯的常有表現。所以在用藥上和上方有明顯的區別，上方可以概括為解表清裏，本方則是解表通裏，即解除體表邪氣的同時還疏通體內的鬱滯。

　　就發汗解表來說，本方和九味羌活湯是相似的，雖然具體藥物不完全相同，但目的一樣，本方使用的是羌活、獨活、柴胡、川芎等，有這幾味藥，基本上頭痛身痛，惡寒發熱幾個症狀就照顧到了。然後用桔梗和枳殼，這兩味藥也是一個小方子，叫做枳桔散，一個能寬中下氣，一個能宣通肺氣，一個上行，一個下行，這樣就能把胸中之氣散開，消除胸膈痞滿的症狀。而且胸中之氣一舒暢，肺氣容易恢復宣降，就能夠化除痰濁。加上茯苓、前胡來幫助祛痰，甘草可以避免藥物過於辛燥。方中的人參也很重要，前面的藥物都是祛邪的，但祛邪要靠正氣來完成，如果正氣不足，祛邪藥就無法發揮作用。

　　本方其實並不局限於內有痰濕，它的本質還是解表通裏。感冒開始是體表受邪，如果時間稍長或體質較虛，外邪會影響到體內，導致體內的氣機也不通暢，這時可以說內憂外患同時存在，光靠發汗解表解決不了問題，體內不通很容易反覆發熱。這時必須通裏和解表同時進行，才能使內外都順暢，本方恰恰有這樣的作用，所以臨床應用非常廣泛。

敗毒散

原　　料　柴胡30克，前胡30克，川芎30克，枳殼30克，羌活30克，獨活30克，茯苓30克，桔梗30克，人參30克，甘草15克。

用　　法　上藥為末，每次6克，入生薑、薄荷少許，水煎服。

療效分析　益氣解表，散風袪濕。用於正氣不足，外感風寒濕邪，症見憎寒壯熱，頭痛項強，肢體痠痛，無汗，鼻塞聲重，咳嗽有痰，胸膈痞滿，舌苔白膩，脈浮濡而重取無力等。

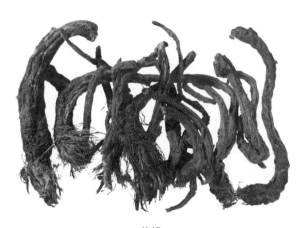

前胡

龍膽瀉肝湯
治療濕熱下墜

　　龍膽瀉肝湯出自《醫方集解》，組成為：龍膽草、黃芩、梔子、澤瀉、木通、車前子、當歸、生地、柴胡、甘草。

　　從方名可以看出本方是瀉肝火的，肝火既可以上擾，也可以形成濕熱下墜，本方對付這兩種情況都可以。肝火上擾可見頭痛目赤，脅痛口苦，耳聾、耳腫；濕熱下墜可見陰腫陰癢，小便淋濁，濕熱帶下等。

　　龍膽草這味藥非常的苦寒，能專門瀉肝膽的實火，也能清熱燥濕，所以本方以它為主藥，再加上黃芩、梔子、木通，能夠通利小便，使肝火濕熱下行。肝的特性是喜舒暢條達，光用苦寒藥物向下壓制是不行的，所以用柴胡來疏肝氣，必須把火挑開才容易熄滅，否則用苦寒藥把火熱悶在裏面反而不容易清除。

　　本方既然治療濕熱，為什麼還加生地、當歸這樣的滋膩藥呢？肝是體陰而用陽，只有陰血充足，才能使肝用舒暢柔和，否則就可能亢逆或鬱滯不通。肝熱本身容易傷陰，再使用苦寒藥也容易傷陰，所以必須給予補陰血的藥才不至於傷肝。可以看出本方用柴胡、生地、當歸都是為了順應肝的特點。儘管如此，服用本方也要見好就收，而且婦女需要避開經期服用。

龍膽瀉肝湯

原　料　龍膽草12克，梔子9克，黃芩9克，柴胡6克，生地黃12克，澤瀉9克，當歸5克，車前子10克，木通9克，甘草5克。

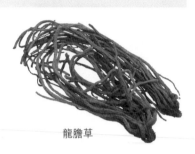

龍膽草

用　法　水煎服。

療效分析　瀉肝膽實火，清下焦濕熱。

療效分析　本方藥偏苦寒恐傷胃氣，凡脾胃虛寒，大便溏瀉者慎用；婦女需要避開經期服用。肝經濕熱不光能下注，有時還能引起其他部位的病症。

案例

　　洪廣祥[1]先生曾用本方治療脫髮，某女20歲，突然發生脫髮兩年，曾服用滋補肝腎、養血祛風之藥沒有效果，平時口乾口苦，晨起口黏，小便短赤，有時伴有灼熱感，舌紅苔黃厚膩。辨證為濕熱內困，給予龍膽瀉肝東加草薢、赤小豆，服藥10劑以後，黃膩苔已除，飲食增加，口不乾不苦，小便變清，脫髮處滿佈短髮，後改用參苓白朮散健脾以鞏固療效，後來沒再反覆。本案也可看出龍膽瀉肝湯不可久服。

[1] 洪廣祥，江西中醫學院教授、主任中醫師、北京中醫藥大學中醫內科博士研究生導師。

三仁湯
治療濕熱阻滯三焦

　　三仁湯是治療濕熱阻滯三焦的經典方，三焦是指的上中下這三焦，它們是體內的一個運行通路。健康無病時三焦是通行無阻的，如果有了外濕或內濕，就可能要影響到三焦的通暢性，進而出現一系列的病症。

濕熱影響三焦通暢

　　上焦在膈肌以上，濕熱阻於上焦以後，胸部之氣不再順暢，要出現胸悶的症狀。中焦處於胃脘部，濕熱阻於中焦當然會影響到脾胃的運化功能，導致進食減少、食慾不振，甚至脘腹脹滿微微作嘔。下焦大致位於小腹部，濕熱阻滯於此會使大小便都不暢快，大便黏膩、小便短赤。濕熱阻滯三焦有時還有午後身熱的症狀。午後是陽氣需要下降收斂的時候，如果不能正常地下降就會出現身熱，一般有兩種原因：一是陰虛，二是通路上遇到阻攔。陰氣虧虛不能對陽氣形成有效的吸引，使陽氣漂浮在外；濕熱阻滯的人則是陽氣下降的道路不通，使陽氣不能內藏而發熱。

　　如果是濕邪從外襲入，還會出現一些表證，所謂表證我們可以簡單地理解為體表的症狀，比如怕冷。濕邪剛侵犯人體的時候，還沒有化熱，它本身又屬於陰邪，攻擊體表的陽氣，這時會出現怕冷的症狀，再進攻猛烈一些時會出現身體疼痛，寒邪侵犯體表也會引起周身疼痛，有什麼不同呢？濕邪的疼痛有一種特點，它是沉重疼痛，在疼痛的同時感覺身體肢體都發沉，這是濕性重著的特點決定的。

如何治療濕熱阻滯三焦

　　對於濕熱阻滯三焦要怎麼治療呢？葉天士指出要「分消上下之勢」。三焦是上下縱伸的，它受阻以後主要是上下的通路不通，所以治療也要對它進行上下分消。三仁湯就是治療本證的方劑，該方有杏仁、白蔻調上焦肺氣。杏仁我們都很熟悉了，它能入肺，有開宣肺氣的作用，而肺主一身之氣化，肺氣通利以後周身之氣就順暢，濕邪也就容易化開。白蔻芳香質輕，能夠和杏仁一起調理上焦之氣。中焦的藥物選擇了厚朴、半夏，這兩味藥物都是苦溫辛燥，古人常用來運化中焦脾胃的氣機，在腹部脹滿時使用。下焦選用了滑石、薏苡仁、通草來淡滲，使濕氣從下排出。本方還有一味竹葉甘淡微寒，既能通利小便，也能清熱。可見本方是以化濕為主，清熱力度並不強，適用於濕重熱輕的情況。

三仁湯

原　　料	杏仁15克，飛滑石18克，白通草6克，白蔻仁6克，竹葉6克，厚朴6克，生薏苡仁12克，半夏15克。
用　　法	水煎2次作2次服，1日服2劑。
療效分析	清熱利濕，宣暢濕濁。

案例

　　三仁湯的應用範圍是比較廣泛的，如劉渡舟[1]先生用它治療濕熱型的皮膚瘙癢。該患者女性，62歲，不明原因突然全身出現皮疹，色紅、發癢。因皮疹瘙癢影響夜間睡眠，舌偏紅，苔白膩。根據舌苔特點辨為三仁湯證，給予三仁湯原方加金銀花、連翹，服用7劑以後皮疹消失。

---

[1] 劉渡舟，原名劉榮先，出生於遼寧省營口市。北京中醫藥大學教授，當代著名中醫學大師，傷寒學專家。

甘露消毒丹
治療濕熱毒邪

　　甘露消毒丹出自《溫熱經緯》，組成為：滑石、茵陳、黃芩、石菖蒲、川貝母、木通、藿香、射干、連翹、薄荷、白豆蔻。常用於治療上焦的濕熱毒邪。

　　原方是治療濕溫時疫的，現在瘟疫類的疾病不是太常見，但是濕熱引起的咽喉疼痛、咳喘等病卻是很普遍的，用本方治療效果不錯，因此本方現在常借用來治療上焦的濕熱毒邪。

　　全方的藥物疾病可分為三組，菖蒲、藿香、白豆蔻是是芳香化濕的，作用趨勢向上，茵陳、滑石、木通是利濕的，作用向下，這一上一下就把濕邪從三焦分消，薄荷、連翹、射干、黃芩、川貝是用來清熱利咽喉，使得本方的靶向性非常強。在很多治療咽喉腫痛的方子中都有薄荷、連翹、射干、川貝這幾味藥，如果不兼夾濕邪，用這幾味藥效果是不錯的，但對濕熱造成的咽痛卻基本沒什麼作用，必須再加上化濕及利濕藥物才能起效。凡是遇到咽痛咳喘比較頑固，用一般治療方法見效不大，並且舌質紅苔厚膩的，要考慮到是否濕熱為患，使用本方常能見效。

　　劉渡舟先生說：對於濕熱咳喘，他曾經用過許多治療咳喘的方子，都如石沉大海，毫無療效。後來終於領悟出用甘露消毒丹治療濕熱喘的方法，並體會到用此方時應該加紫苑、杏仁、薏苡仁，用通草代替木通。加上杏仁、薏苡仁、通草以後，與甘露消毒丹中的白豆蔻、滑石相合，就等於合入了三仁湯。劉老認為甘露消毒丹與三仁湯合方，芳香化濕，宣肺清熱，利氣導滯，治療濕熱咳喘有百發百中之效。

甘露消毒丹

原　　料　滑石15克，茵陳12克，黃芩10克，石菖蒲6克，川貝5克，木通5克，藿香4克，射干4克，連翹4克，薄荷4克，白豆蔻4克。

用　　法　水煎服。

療效分析　清熱解毒，化濁利濕。主治濕溫，暑溫，瘟疫初起，邪在氣分，濕熱並重者。

案例

　　某六歲男童，患過敏性哮喘，每因聞到異味而誘發，發作時則喘息不能平臥，用抗生素、撲爾敏、氨茶鹼等藥物都無效果，從其胸滿痰多，舌苔白厚，辨證為濕熱羈肺，肺氣不利而發生咳喘。當用芳香化濁，清熱利濕的方法，處方：浙貝12克，菖蒲10克，射干10克，白豆蔻10克，茵陳10克，滑石12克，藿香8克，杏仁10克，薏苡仁12克，黃芩6克，栀子8克，通草10克，桔梗10克，厚朴12克，前胡10克，紫苑10克。此方連服7劑，咳喘明顯減輕，夜能平臥，胸滿已除，又服7劑痊癒。

蒿芩清膽湯
治療少陽鬱閉

　　蒿芩清膽湯出自《通俗傷寒論》，組成為：青蒿、竹茹、半夏、茯苓、黃芩、枳殼、陳皮、碧玉散。治療少陽鬱閉。

　　從本方的名字就可以看出它治療的病症和膽有關係，我們都知道人體中有條經脈叫足少陽膽經，表明膽是屬少陽的，少陽是什麼意思呢？它是說這團陽氣比較青春年少，有朝氣。它有生機，但是由於還沒長成年，少陽的不確定性還很大，有可能順利地長大，也有可能受到病邪的束縛以後變得鬱滯不通。就像一個小孩，稍微給點重物就壓得他不能動了。所以說膽經容易出現的病症就是鬱閉不達，和少陽有關的臟腑除了膽以外還有三焦。三焦屬手少陽，膽屬足少陽，可以說三焦和膽都是少陽之氣所化，由此可知三焦也容易鬱閉。

　　導致少陽鬱閉的邪氣可以有寒邪，也可以有濕熱。如果是寒邪，一般使用我們都非常熟悉的小柴胡湯，如果是濕熱之邪，則適合使用本方，它能夠疏利少陽氣機，分消濕熱。本方其實可以看做由小柴胡湯化裁而來，其中的青蒿就是代替柴胡的，柴胡和青蒿都能疏散少陽之氣，但一溫一涼，柴胡適合散寒邪，青蒿適合解濕熱。兩個方子都使用了黃芩，小柴胡湯中的黃芩是用來清少陽的鬱火，本方中黃芩不但清火還有燥濕的功能。小柴胡湯中用半夏可以辛破痰結，本方除了用半夏，還用竹茹、枳殼、陳皮，更加強了祛濕的能力。本方不用小柴胡湯的人參、甘草、大棗，這些屬於甘味藥，容易助濕，而代之以茯苓、碧玉散以分利濕熱。

　　總之濕熱之邪鬱閉少陽的病症適合用本方治療。

甘露消毒丹

原　　料　青蒿6克，竹茹9克，半夏5克，赤茯苓9克，黃芩9克，枳殼5克，陳皮
　　　　　5克，碧玉散6克。

用　　法　水煎服。

療效分析　清膽利濕，祛痰和胃。主治膽胃濕熱或痰熱證。表現為寒熱如瘧，寒輕熱
　　　　　重，胸脅脹悶，口苦泛酸，或嘔黃涎而粘，舌紅苔黃膩，脈弦滑。

案例

　　手足少陽經都是經過耳朵的，濕熱阻於少陽經可以出現耳鳴耳聾。孟澍江[1]
先生曾治療一中年男性，患耳鳴數月，用補益肝腎、平肝潛陽的方法無效，患者
平時嗜酒，喝酒後耳鳴更加嚴重，平時有面色潮紅、目赤、心煩、口乾苦、舌紅
苔黃膩，有時噁心，辨證為肝膽濕熱、痰濁內阻，採用蒿芩清膽湯治療，十餘劑
後耳鳴消失。

　　少陽經走身體的側面，足少陽膽經循行於脅肋部，所以脅肋疼痛可能
屬於膽經的問題，膽囊炎即可以由少陽膽經濕熱引起，常常自覺口苦、右
脅下疼痛、胃脘部脹滿、舌面滑潤，用蒿芩清膽湯有不錯的效果。濕熱阻
滯少陽，可以使少陽形成鬱火，火勢上炎就會出現眩暈，由於火性動盪，
這種眩暈可伴有天旋地轉的感覺，嚴重時有噁心嘔吐。清晨陽氣初升，對
應於少陽，因此症狀常在清晨發作，血壓未必升高，平時有口苦、胃脘痞
滿，適合用蒿芩清膽湯瀉膽火、清濕熱。

---

[1] 孟澍江，著名中醫學家、中醫溫病學專家。南京中醫學院教授，博士生導師。

溫膽湯
治療膽火濕熱

　　溫膽湯是一首比較古老的方子，首見於唐代的《千金方》，組成為半夏、竹茹、枳實、陳皮、生薑、甘草，到了宋代又加茯苓、大棗。

　　從方名來看，溫膽湯和蒿芩清膽湯都和膽有關，一個是溫，一個是清，似乎作用正好相反，其實對比一下組成會發現二方是非常相似的，所以它們的作用也差不多，都是清少陽濕熱，差別只是溫膽湯清熱藥比較少而弱，只有竹茹，蒿芩清膽湯中有黃芩、青蒿等，清熱力度較大。所以同為清利少陽濕熱，溫膽湯適合濕重熱輕，蒿芩清膽湯適合熱重濕輕。那麼既然是清熱的方子為什麼叫溫膽呢？一般認為，這是由於少陽為陽氣初生，是一種溫和之氣。膽也是喜歡溫和，厭惡寒涼，本方能夠說明膽腑恢復正常狀態，因此叫溫膽。

　　溫膽湯的作用在《醫宗金鑒》中被概括為「口苦嘔涎煩驚悸」，口苦嘔涎在其他的濕熱證中也能見到。本方最擅長的是治療心煩驚悸，這是由膽火濕熱擾心造成的。有的人常有心中虛煩，入睡困難，即使入睡也是亂夢紛紜，睡後易醒。白天則精神不振，易於煩躁，飲食乏味。有的人則表現為膽怯，遇事易驚，聽到打雷或關門的聲音馬上一驚，心中跳動不已，這就是俗稱的膽小。還有的人可能沒有明顯的膽小，但是遇事不能決斷，常因為出門帶不帶傘而糾結，或者出門幾步以後再返回來看看門是不是鎖好，這種猶豫不決的人都是膽的決斷功能不好，也適合用溫膽湯治療。

案例

　　溫膽湯有時還能治療一些怪病，如劉渡舟先生治一三十歲女性，平時就比較膽怯，如果一個人獨居，往往幻見室內有男女老少向她發笑，感到非常恐怖，經常失眠、夜多惡夢、頭痛、心煩口苦、舌紅絳而苔黃厚，脈滑數。用溫膽東加黃芩、黃連、龍骨、牡蠣、夏枯草、梔子等，服十余劑而安。

溫膽湯

原　　料　半夏10克，橘紅15克，茯苓8克，甘草5克，竹茹10克，枳實10克，生薑10克，大棗2枚。

用　　法　水煎服。

療效分析　行氣化痰，調和膽胃。主治膽胃不和，痰濁內擾。症狀有虛煩失眠，胸悶有痰，噁心嘔吐，呃逆，或驚悸不寧，口苦，苔膩，脈弦滑。

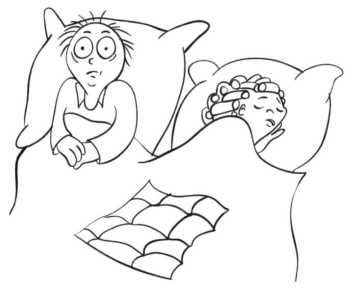

膽火濕熱擾心導致入睡困難

香附旋覆花湯
治療胸脅疼痛

　　香附旋覆花湯出自《溫病條辨》，組成為：香附、旋覆花、蘇子、陳皮、半夏、茯苓、薏苡仁。本方的特點是善於治療水濕之邪引起的胸脅疼痛。

　　胸脅疼痛是很常見的症狀，因常和心臟有關，出現後就不能掉以輕心。但有些朋友去醫院檢查心臟後沒發現明顯問題，這時疼痛的根源可能不在內臟，而在胸壁。在胸壁的疼痛由於位置表淺，常常有確切的範圍，不像心絞痛的人疼痛範圍比較大，並且沒有確切的邊界。這是因為他病源的位置比較深，這個道理很簡單，比如有一個東西上面只蒙一層布，我們很容易摸出它的輪廓，如果上面蒙一層棉被，它的輪廓就不會清晰了，只是感覺下面一大片都有東西。

　　胸壁的疼痛還有一個特點，就是疼痛會隨着變換體位而改變，或者隨着咳嗽、深呼吸而增重，中醫叫「咳唾引痛」，即咳嗽牽引胸脅疼痛。

　　引起胸壁疼痛的原因是胸壁的脈絡痹阻，常有兩種病理產物痹阻脈絡，一是瘀血，二是痰濕。瘀血引起的用辛潤通絡的方法，常用的藥物有旋覆花、澤蘭、新絳、當歸、桃仁等；而痰濕痹阻的就用到這裏的香附旋覆花湯，吳鞠通[1]認為香附和旋覆花這兩味藥「善通肝絡而逐脅下之飲」。為什麼說通肝絡呢？因為肝脈佈於脅肋，所以脅肋的疼痛常常要考慮肝絡不通，蘇子能夠降肺氣而化痰飲，半夏、陳皮能夠和胃化痰，茯苓、薏米健脾化濕，因此本方用藥分為兩組，一組調肝，一組調脾胃。

---

[1] 吳鞠通，名瑭，字配珩，清代著名醫家。鞠通乃其號。鑽研《內經》《傷寒論》等經典著作，博采歷代醫家之長尤其對溫病研究深刻，創溫病三焦辨證理論體系，被後世譽為清代溫病四大家之一。

> **案例**
>
> 　　孟澍江先生治某男，34歲，患胸脅疼痛2月餘，不能轉側，咳嗽尤劇，伴有胸悶脘痞、噯氣、口淡不渴、脈細弦、苔薄白而滑，證屬肝膽氣機不調，夾痰濕阻於經絡，給予本方加白芥子、生薑以加強化痰通絡的能力，服藥5劑後疼痛消失，後未再發作。
>
> 　　胸腔積液也能引起胸脅疼痛，排出胸腔的水飲最經典的方子是十棗湯，但十棗湯過於峻烈，容易傷人正氣，現在已經很少應用。本方既能辛溫通絡，又能淡滲利濕，所以可用本方來代替十棗湯使用。

香附旋覆花湯

原　　料　香附10克、旋覆花10克、炙蘇子10克、光杏仁10克、桔梗10克、制半夏10克、桃仁10克、紅花10克、當歸10克、赤芍10克、柴胡10克、雲茯苓18克、薏苡仁30克、延胡12克。

用　　法　水煎服。

療效分析　袪濕化痰，行氣活血。主治水濕之邪引起的胸脅疼痛。

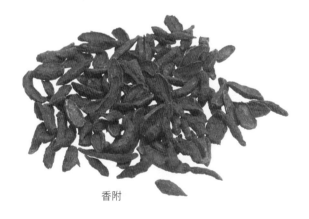

香附

達原飲
治療瘟疫

　　達原飲是一首治療瘟疫的名方，出自《瘟疫論》，組成為：檳榔、厚朴、草果、知母、芍藥、甘草。

濕熱易生異氣

　　瘟疫的種類繁多，有不同的病原體，我們中醫沒有條件對病原體進行研究，只有從氣的角度來認識問題。瘟疫之氣是什麼呢？[1]吳又可認為它不屬於傳統的風、寒、暑、濕等邪氣，而是天地間別有的一種異氣。這種認識是一種進步，但我們還要深究一下這種異氣有什麼特點。前面討論燥和濕的本質時，我們說燥的本質是潔淨、氣機通暢有序；濕的本質是污濁、氣機壅滯雜亂。如果僅是雜亂無章，那是屬於濕，它的危害讓氣機不通順了，如果這種亂繼續自由地發展下去，它的氣機排佈有可能就不在我們日常生活環境內了，可以說是亂得出奇，這種氣和我們人類的氣機差別非常大，那就可以說是異氣了。就像一些病毒變異一樣，某個病毒可能致病力不強，而一旦變異出一個新品種，可能人類就很難控制，它變異就是氣機排佈的出乎常理，不再平常了當然就是異氣。

---

[1] 吳有性，字又可，號淡齋，江蘇吳縣人，明代著名醫家。其著作《溫疫論》一書，開中醫探討傳染病學研究之先河。

那麼我們再進一步考察氣機在什麼環境中才會越變越亂：風是梳理氣機的，風從草地上一刮過時，草都向一個方向倒，不會雜亂無章，所以風不會搞亂氣機；寒是閉藏的，寒氣一來，氣機變得靜止，也不會搞亂氣機；熱是開散的，熱使氣團變得膨大，密度變小，雖然分子運動更快顯得亂了，但它亂得均勻，出不了奇異的東西；燥本身就是潔淨的，更沒有可能出亂氣，我們看乾燥的沙漠地區，出不了奇怪的病毒。因此只有濕才是滋生異氣的搖籃，嶺南多山嵐瘴氣就是因為那裏潮濕。可以說一種東西要想繁衍，必須有濕度和有溫度。它繁衍出的氣機如果和我們人類接近，那可以養人，比如我們種植的糧食，如果繁衍出了氣機越來越背離我們，那就成了異氣。其實客觀地說，氣並沒有正和異，把它定為異氣是站在人的角度說的，如果站在病毒的角度，人家可能覺得我就是正氣，人類才是異氣。就像有人不喜歡白襪子，認為穿白襪子的都是異類，但穿白襪子的人自己肯定覺得很美。由此我們知道了，如果一種致病之氣無法歸類到正常的風、寒、熱、燥、濕，那麼它一定是由濕邪進一步延伸來的。

那麼怎麼來對付這種異氣呢？西醫要找到病原體，並逐一找到對症的藥物，或殺滅它，或研製疫苗。中醫沒有顯微鏡，只能往根上找，既然異氣都是濕邪發展來的，當然就要祛濕，但一般的祛濕方法肯定不行了。一般的濕氣可能就像小偷，不聲不響地幹壞事，異氣就像恐暴份子，直接暴力傷人，對付它當然要用強硬的辦法。

中醫如何對付異氣？

吳又可選用了檳榔、厚朴、草果這三味藥，他自己解釋說：「檳榔能消能磨，除伏邪，為疏利之藥，又除嶺南瘴氣；厚朴破戾氣所結；草果辛烈氣雄，除伏邪盤踞。三味協力，直達巢穴，使邪氣潰敗，速離膜原，是以為達原也。」

瘟疫初起，始於膜原

　　我們注意到這裏引出了一個概念，即膜原。膜原是一個位置概念，但這個位置到底在哪，誰也説不清楚。我們只能説它是處於表裏分界，在半表半裏這個地方。瘟疫初起，異氣為什麼會選擇這個地方呢？一般的風寒濕熱等邪氣進攻人體時，往往都是在體表受到正氣的抵抗，在體表形成戰場，中醫叫做表證。異氣由於比較厲害，直接突破體表進入體內，它想進攻身體的「裏」，裏是胃腸道，但中醫認為胃腸道是火力最猛的部門。試想，我們平時吃入東西都是含有細菌的，細菌如果出現在人體的其他部位肯定是大麻煩，但在胃腸中就絲毫不影響健康，就是因為胃腸道不怕這些東西，能夠把邪氣制住。所以異氣也不敢貿然進入胃腸之裏，它就在半表半裏這個地方駐紮下來了。

　　這個半表半裏總是和少陽有關係的，我們説過少陽是陽氣初生，有不確定性，半表半裏也是這樣，既不固定在表，也不固定在裏，而是在表裏之間飄忽不定，有騎牆的意思。看一下少陽經的循行也很有意思，它既不在前面，也不在後面，就在前後交界的地方，褲腿外面的褲縫基本就覆蓋着足少陽經，這種不前不後的位置也是為了「騎牆」。

　　凡是病邪處在半表半裏這個位置，都經常會出現一個症狀，即寒熱往來，即使沒有寒熱也可能出現某些週期性的症狀。這是因為人體之氣要週期性地出入，就會和邪氣週期性地接觸，這樣就可能寒熱往來。如果是寒邪侵入了少陽的半表半裏地界，我們可以用小柴胡湯來治療。但這裏的病邪是殘暴的異氣，小柴胡湯無法撼動，因此要選用本方。

　　達原飲證的具體症狀是什麼呢？最典型的是舌象。舌苔以黃白相兼、厚膩、滿佈舌面或如積粉，或兼水滑為特徵，舌質多紅赤或赤絳。其他可有胸膈痞滿，噁心嘔吐，口苦，寒熱等等。

甘露消毒丹

原　　料	檳榔12克，厚朴6克，草果仁3克，知母6克，白芍6克，黃芩6克，甘草3克
用　　法	水煎服。
療效分析	抑制瘧原蟲，抑制病毒。主治流行性感冒、瘧疾，見憎寒壯熱，發無定時，頭痛身疼，胸悶泛惡，舌邊紅，苔垢膩，脈弦數者。
健康貼士	熱傷津液，加知母以滋陰；熱傷營氣，加白芍以和血；黃芩清燥熱之餘，甘草為和中之用；以後四味，不過調和之劑，如渴與飲，非拔病之藥也。

　　需要注意的是，並非所有的瘟疫都適合達原飲，達原飲本質還是袪濕濁的。理論上講，風、寒、熱、燥等氣達到暴烈的程度，都可以嚴重地傷寒人體，比如有些傳染病可能表現為熱毒直接入裏，這都需要辨證論治，不可能用達原飲解決。異氣屬於濕氣化生出的不在五行之中的氣，濕氣為本，因此治療以袪濕藥為主。

　　本方也並不一定必須瘟疫才能使用，它在臨床中應用比較廣泛。如一些反覆發熱的疾患，是由於邪氣存留造成的。它躲在半表半裏這個地方，到一個固定的時間就發熱，如伴有上述的舌象、食慾不振、或泛泛欲嘔、大便粘滯不爽等，就可以使用達原飲以梳理透達邪氣。

半夏瀉心湯
治療心下痞滿

半夏瀉心湯出自《傷寒論》，組成為：半夏、黃芩、乾薑、黃連、人參、甘草、大棗。用來治療心下痞滿。

痞滿源於氣機不通而生濕

痞滿本身是氣機鬱滯不通，氣機長時間的不流通就會生濕。痞滿的原因有兩個，一個是內因，一個是外因。內因是由於脾胃的升降功能失調，我們知道脾胃的工作是升清降濁，如果它們不能很好的工作，就會導致清濁相互混雜在一起，這團混雜之氣堵在中焦這個交通要道上，就會感覺胃脘部滿悶不適。外因是由於體表感受了外邪，沒有很好的治療，使外邪進入了體內，並逐步到達了身體的中央，與正氣在這裏混戰，正邪在這裏打仗肯定是要阻塞道路的，因此出現中焦痞滿。

無論哪種原因造成的，現在需要把中焦這個結解開。一般的濕邪停滯，我們可以用理氣化濕利濕的方法來解決，因為濕邪畢竟是一團氤氳之氣，只是這團氣粘滯不開。這裏的痞就不同了，它比濕氣要緊實一些，病人已經可以自己感覺到堵脹，甚至可以摸到比周圍質地要硬一些，這時再用理氣化濕的方法就不起作用，或者起作用很慢。因此要使用苦辛藥物大刀闊斧地開破這個痞硬。

半夏瀉心湯散火化濕

　　半夏瀉心湯裏面的辛味藥是半夏和乾薑，苦味藥是黃芩、黃連。辛能散，可以散開結滯；苦能破，在五行中屬火，能夠像火藥一樣炸開結聚。所以辛味和苦味結合在一起力量是很強的，半夏和乾薑都能夠化濕，黃芩和黃連都能燥濕，可以去掉因中焦不運而產生的濕邪。本方還有三味藥人參、甘草、大棗，這三味藥都是為了給機體補充能量。

半夏瀉心湯

原　　料　半夏12克，黃芩9克，乾薑9克，人參9克，甘草炙9克，黃連3克，大棗6克。

用　　法　水煎服。

療效分析　主治胃氣不和，心下痞滿，但滿不痛，或嘔吐或腸鳴下痢者。

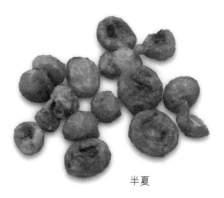

半夏

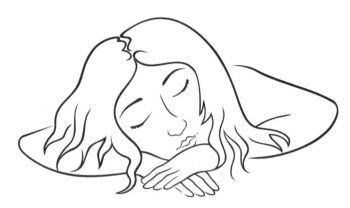

半夏瀉心湯加枳實有助安眠

　　古代的方子在攻邪的同時都有扶正藥物，這是一個原則，因為攻邪的藥物不是直接去和邪氣交戰的，它是鼓動正氣，通過正氣起作用，所以如果正氣不足，攻邪也是起不了作用。這一點和西藥不同，比如西藥用抗生素，這個抗生素進入體內後可以直接殺滅細菌，正氣根本不需要工作。這樣有一個弊端，借助別人的兵力打仗不如用自己的兵打仗好使喚，因為外來的兵對你的身體不會愛護，用抗生素時間長了容易菌群失調就是例子——外來的兵不愛護你的百姓，把對你有利的細菌也殺死了。我們再看半夏瀉心湯的攻邪方法，先用人參、甘草、大棗這些甘味藥補充糧草。有了充足的實力，再用半夏、乾薑指揮正氣去散邪，用黃芩、黃連指揮正氣去破邪。可以說是把軍費分為兩部分，一部分去買糧草，一部分去買武器，就是這麼回事。也可以說像植物大戰僵屍，需要種植兩類植物，一類是太陽花，一類是能殺敵的植物，二者缺一不可。

　　處方的原則是要攻補兼施的，但具體應用時也可靈活掌握，如果病人正氣很充足，以邪實為主，可以暫時不用扶正藥物。如吳鞠通就把半夏瀉心湯變化使用了，它去掉了人參、乾薑、甘草、大棗，加上了枳實、生薑。這樣方子的組成就成了：半夏、黃芩、黃連、生薑、枳實。變化以後沒有了補藥，而且方子整體偏涼，所以適用於濕熱痞結更嚴重者。

　　總之半夏瀉心湯變通使用，能治療非常廣泛的疾病，如胃痛、腹瀉、嘔吐、口腔潰瘍等，抓住胃脘部痞滿這個主要特徵，就可以考慮使用辛開苦破的方法。用藥可以靈活，不一定原方照搬，但一定要有辛味藥和苦味藥的代表。打開中焦的結滯，身體其他部位的不適往往能迎刃而解。比如失眠貌似和本方沒有什麼聯繫，但李克紹❶先生卻曾用它治療失眠。

案例

　　某六旬女性，失眠症屢治不癒，日漸嚴重，竟至煩躁不食，晝夜不眠，每日只得服安眠藥片才能勉強略睡一時。脈澀而不流利，舌苔黃厚黏膩，顯系內蘊濕熱。因問其胃脘是否滿悶，說非常滿悶，並且大便數日未行，腹部並無脹痛。李克紹認為這就是「胃不和則臥不安」。要使安眠，先要和胃。處方：半夏瀉心湯原方加枳實。傍晚服下，當晚就酣睡了一整夜，滿悶煩躁，都大見好轉。接着又服了幾劑，終至食慾恢復，大便暢行，一切基本正常。

---

❶ 李克紹，著名中醫學家，《傷寒論》研究家，山東中醫藥大學教授。著作有《傷寒解惑論》、《傷寒論串講》、《傷寒論語釋》、《傷寒百問》、《漫話胃腸病的中醫治療》等。

小陷胸湯
治療心下結滯

　　與半夏瀉心湯作用相近的還有小陷胸湯，組成為：半夏、黃連、瓜蔞，也是出自《傷寒論》，條文的記載是：「小結胸病，正在心下，按之則痛，脈浮滑者，小陷胸湯主之。」可以看出本方也是治療心下胃脘部有結滯。

　　與半夏瀉心湯不同的是，本證按之則痛，半夏瀉心湯證按之不痛。這就說明本證結的更緊了，如果結得再緊，到了大結胸病的地步，那就不按也有疼痛了。

　　為什麼結滯更緊，用藥反而比半夏瀉心湯少了許多呢？因為這時靠藥物的蠻力解決不了問題了，就像一個螺絲如果擰得緊了，我們可以適當地加大力度來擰開，如果螺絲都鏽住了，加大力度也不行，那怎麼辦呢？修車的師傅都知道，點上機油逐漸地浸潤到鏽裏，不用使太大勁也能擰開了，如果硬扳，把螺絲扳斷也不一定擰開。小陷胸湯也是這樣，在半夏、黃連這對辛苦藥的基礎上加了瓜蔞，我們知道瓜蔞是一味比較滋潤的藥，把它吃進去就相當於機油的作用，能夠把結滯泡軟了，這時半夏和黃連再一散一破，小結胸就散開了。

　　小結胸病還是經常可以看到的，有些人感冒以後不給予解表散邪的方法治療，反而認為發熱就應該清熱，服用了大量的清熱藥，或者濫用抗生素。這就把病邪壓入了體內，病人可能感覺感冒已經好了，也不發燒了，不怕冷了。但是幾天以後發現心口怎麼開始發堵了，一按壓感覺疼痛，舌苔厚膩，吃飯也少了，這就是邪氣入裏結於心下了。記得有個老年人不但

出現心下堵悶疼痛，還突然出現了心率減慢，甚至考慮要去裝起搏器了。其實他這種心跳慢不是真正的心陽不足了，而是因為邪氣結聚以後把心陽憋在了裏面，給予小陷胸東加乾薑、細辛、麻黃等辛味藥，大約1週以後心跳就恢復到每分鐘七八十次，心下的壓痛也消失了，這樣減少了起搏器的巨額費用，也減少了痛苦。但需注意不是所有的心跳過緩用本方都有效，如果是逐漸形成的心動過緩治療就很困難了，因為它是心陽逐漸虛衰的過程。

　　本方不但能治療濕熱結於心下，對其他部位的濕熱結聚也有效。

案例

> 　　權依經[1]先生用它治療急性乳腺炎。某女32歲，初產後兩月患急性乳腺炎，見右側乳房明顯增大，局部紅腫發硬，疼痛難忍，脈數，用本方三劑後紅腫開始消散，疼痛減輕，再服三劑，諸症消失。

　　吳鞠通在《溫病條辨》中對小陷胸湯又加了枳實，叫做小陷胸加枳實湯。枳實和橘子是一類植物，它們的果實都有一股香味，帶香味的藥物有理氣作用，這樣本方有潤、有開、有破、有梳理，治療濕熱結滯的功能更強了。

小陷胸湯

原　料	黃連6克，半夏12克，瓜蔞1枚。
用　法	以水六升，先煮瓜蔞取三升，去滓，內諸藥，煮取二升，去滓，分溫三服。
療效分析	清熱化痰，寬胸散結。抗菌，消炎，解熱，利膽，主治擴張冠狀動脈，抗急性心肌缺血。

---

[1] 權依經，中醫學家，原蘭州大學基礎醫學院教授。

枳實導滯丸
治療腸道濕滯

　　枳實導滯丸出自《內外傷辨惑論》，為李東垣的方子，組成是：枳實、大黃、神曲、茯苓、黃芩、黃連、白朮、澤瀉。本方善於治療濕熱濁膩之邪積於腸道，表現為大便溏如敗醬色、粘滯不爽，或閉結不通、脘腹痞滿、煩悶不安。

　　我們前面討論過表、裏、半表半裏的概念，說過胃腸道屬於裏，因此這裏的穢濁就是積滯於裏了，到了這裏沒有別的出路，不可能再有分消、升清等等手段了，只有攻下，把邪氣從大便排出去。

枳實導滯丸

原　　料	大黃30克，枳實15克，神曲15克，茯苓9克，黃芩9克，黃連9克，白朮9克，澤瀉6克。
用　　法	水泛為丸，每服6-9克，溫開水送下，每日2次。
療效分析	消導積滯，清利濕熱。用於濕熱食滯證，表現為胸脘痞滿、下痢泄瀉，或大便秘結、小便短赤、舌苔黃膩、脈沉有力等。

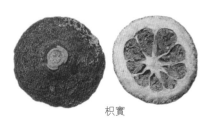

枳實

　　這是一首攻下方。最有名的攻下方子是《傷寒論》裏的大承氣湯，力度很大，為什麼還要發展出這麼一首方子呢？大承氣湯攻的是乾燥的糞便，只要一通下來就能排乾淨，但對於濕滯就沒有那麼容易，因為濕性黏膩，只要腸道有濕邪，排便總是排不痛快的，體內有濕的人排出的大便都粘便池，所以想祛除腸道的濕滯不能用大承氣湯直上直下的通，而是需要含蓄一些，一邊通下一邊還要清熱燥濕利濕，這就產生了本方。方中大黃、黃芩、黃連能夠瀉火通便，還能清熱燥濕，白朮、茯苓、澤瀉、神曲能利濕。方子以枳實來命名，可見枳實的重要性，它能夠行氣，在本方中是一味比較活潑的藥物，只有加入性質活潑的藥物，才能帶領祛邪的藥物多轉一下，避免落下隱藏的壞人。如果沒有枳實，這個方子基本還是直上直下，祛病不一定乾淨。

　　本方證雖然濕熱積滯在下面腸道，但由於濕熱可以上蒸，所以出現症狀的部位不一定局限在小腹，上面可以見到心煩急躁、口臭口苦、口舌生瘡或頭目火癤，中間可以見到心下痞滿，下面當然是大便粘滯不爽或秘結不通。服用枳實導滯丸排出濕熱穢濁以後，病人常常會出現周身突然通暢、輕鬆爽快的感覺。

　　慢性潰瘍性結腸炎也常有濕熱積滯證，表現為腹部脹滿拒按、大便不爽、瀉下次數多、有裏急後重感、苔黃膩。不能因為看見腹瀉就給予止瀉，那會把邪氣留在體內，使濕滯更為嚴重，這時可以用本方來排汙導濁。

一加減正氣散
治療脘腹脹滿

　　一加減正氣散見於《溫病條辨》，組成為藿香、厚朴、杏仁、茯苓、陳皮、神曲、麥芽、茵陳、大腹皮。本方很顯然是從宋代的藿香正氣散加減而來的。

　　清代的醫家選取藿香正氣散中核心的四味藥物：藿香、厚朴、陳皮、茯苓，然後進行加味，形成了一系列的加減正氣散。本方善於治療脘腹脹滿，大便不爽。前面的枳實導滯丸是治療濕熱積滯於腸道，引起的大便粘穢不爽，本證則是由於濕濁阻滯中焦，脾胃升降功能失調引起的。所以不能像枳實導滯丸那樣靠攻下來祛濕了，而是要疏通三焦，分消三焦之濕，當然重點是治理中焦。

一加減正氣散

原　　料	藿香根6克，厚朴6克，杏仁6克，茯苓皮6克，廣陳皮3克，神曲5克，麥芽5克，綿茵陳6克，大腹皮3克。	
用　　法	水煎服。	
療效分析	有芳香化濕，理氣和中的功效。主治三焦濕郁，升降失司，脘腹脹滿，大便溏垢不爽。	

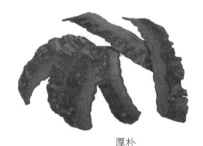

厚朴

　　方中藿香芳香化濕，陳皮、厚朴苦溫燥濕，茯苓淡滲利濕，這四味核心藥物已經具備了分消三焦之濕的主要作用。而且藿香、厚朴、陳皮兼能理氣消脹，正好治療濕濁阻滯中焦所導致的脘腹脹滿。神曲、麥芽能夠消導中焦積滯，茵陳清利中焦濕熱，都是為了把中焦的壅堵打開。如果中焦阻滯，使得上下焦也不能通暢，會出現大便不暢，所以要再加杏仁、大腹皮宣通肺與大腸的氣機，使上下相通。

> **案例**
>
> 　　王正宇❶先生曾治某男性患者，41歲，胃脘痞悶不舒，大便稀溏而不爽，小腹脹滿疼痛，舌紅苔白略膩，辨為三焦濕鬱，脾胃升降失常，給予一加減正氣散，3劑後大便不爽感消失，脘腹脹滿減輕，再服3劑痊癒。

　　本方還能夠治療飲食不潔或水土不服引起的腹瀉，特別是夏暑季節，天氣濕熱蒸騰，體內也常有濕熱留滯，飲食稍有不慎就可能出現腹痛腹瀉等，使用本方可以有不錯的效果。

---

❶ 王正宇，著名中醫，陝西中醫藥學院副教授，為陝西中醫學界經學派大家。

杏仁石膏湯
治療黃疸

　　杏仁石膏湯出自《溫病條辨》，組成為：杏仁、石膏、半夏、梔子、黃柏、枳實、生薑。本方在原著中是一首治療黃疸的方子。

　　我們知道黃疸也是由濕熱引起的，濕熱留滯於三焦開始可以出現脘腹脹滿、二便不利等症狀，如果再進一步影響到肝膽的疏泄就可能出現黃疸，所以治療黃疸總的原則也是清熱利濕。本方以杏仁開宣上焦肺氣，肺主一身之氣，肺氣開則周身之氣通暢；半夏、生薑靠辛溫之性開中焦，枳實靠氣味芳香來行氣，這幾味是起到疏通作用的；用石膏、梔子、黃柏來清熱，並且黃柏能夠燥濕，整個方子配合起來就可以消除濕熱，使三焦通暢，從而達到退黃的效果。

案例

　　劉渡舟先生治某少年，暑天下河捕魚，由於濕熱褥蒸，出現周身黃疸、胸腹灼熱、噁心、胃脘堵悶、便秘、舌苔黃膩、病屬於黃疸而熱重於濕，給予杏仁滑石湯，服藥10劑後黃疸消退。

本方也適用於其他需清濕熱的疾病

　　黃疸病不是特別常見，其實本方以清濕熱為主，即使沒有黃疸出現也可以使用，特別是上焦鬱熱而見舌苔黃膩的適合本方。如有的甲亢病人心煩口渴、易出汗、胃脘痞滿、舌紅苔黃膩，這就是濕熱鬱結於上中兩焦、熱重於濕的表現，可以考慮用杏仁石膏湯。

　　還有的人特別愛出汗，出汗有多種原因，概括起來有兩大類，一是體表的原因，一是體內的原因。體表的原因是衛氣不固，我們體表都有一層衛氣，對身體起到防衛作用，避免外邪的入侵，同時也能防止汗液的流失，如果衛氣出現了漏洞，就會出現出汗不止，因為衛氣護衛的不嚴密，風寒很容易侵入，所以這種情況常伴有怕風，易感冒。愛出汗之人體內的原因就是有熱邪存在，熱氣會蒸騰出汗，這種情況常覺身熱，即使出汗也不怕風，特別是吃飯的時候更是汗出如洗，還可以伴有心煩失眠、面紅。需要注意體內有熱的人，有的伴有濕，有的不伴有濕，有濕的舌苔較膩，而且出汗以胸部以上為多，這是因為有濕的人氣機不通暢，出汗也不透徹，不會均勻地全身出汗，這種情況也可以使用杏仁石膏湯。

杏仁石膏湯

原　　料　杏仁5錢，石膏8錢，半夏5錢，山梔3錢，黃柏3錢，枳實汁（每次3茶　　　　　匙沖），薑汁（每次3茶匙沖）。

用　　法　水煎服。

療效分析　主治黃疸脈沉，中痞惡心，便結溺赤。

加減木防己湯
治療濕熱阻於關節

　　加減木防己湯出自《溫病條辨》，組成為：防己、桂枝、石膏、杏仁、滑石、通草、薏苡仁。本方能夠治療肢體關節疼痛、腫脹，是治療濕熱痹的方子。

　　濕邪不但能存留於臟腑，也能侵犯關節，關節炎大都纏綿難愈，就是因為往往有濕邪的存在。濕熱痹就是濕熱之邪痹阻於關節，它既可以是感受的濕熱，也可以是風寒濕痹日久不愈，鬱而化熱。關節之所以叫做關節，就是因為它們都是關卡節點，氣血通過它時要比其他地方困難些。濕邪一旦佔領了關節，就會依靠險要地勢把守，所以祛除關節的濕邪不像體表的濕邪那樣容易，僅靠發汗解決不了問題，必須要通經脈。防己這味藥辛苦寒，長於除濕通脈，薏苡仁也是性涼，主久風濕痹。二味配合就能宣通經絡關節的濕熱、水飲，治療關節腫脹。石膏和桂枝一寒一熱，是張仲景治療停飲鬱熱的重要方法，用以治療關節紅腫熱痛。杏仁和三仁湯中的作用一樣，可以開宣肺氣，肺氣展則濕氣行。滑石、通草可以向下利濕。關節炎表現為濕熱痹的患者並不少見，可見全身關節肌肉疼痛、活動受限，伴有汗出而粘、怕風、口乾喜飲、心煩急躁、口氣濁熱、舌紅苔黃膩。疼痛嚴重的可加海桐皮、薑黃宣通經絡，如果熱傷營血，見到皮下瘀斑的，加紫草、丹皮、生地以涼血。

加減木防己湯

原　　料	防己18克，桂枝9克，石膏18克，杏仁12克，滑石12克，白通草6克，薏仁9克。
用　　法	水煎服。
療效分析	治療肢體關節疼痛、腫脹。

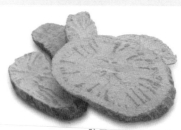

防己

　　濕熱不但能侵入關節，還能侵入經脈，侵犯關節以疼痛和屈伸不利為主要表現，侵犯經脈以拘攣牽引為主要表現。經脈是柔軟的，但如果受濕以後可能就變得不柔和而拘緊，形成了筋變短的感覺，所以會有肢體、肌肉的痙攣或疼痛。一般來說物體越受潮應該越柔軟、越伸長，這裏筋脈為什麼會變短呢？其實也有筋脈受濕後變軟長的情況，比如痿證就是下肢軟而無力。所以筋脈受濕以後只是失去了它正常的特性，張力或變大或變小，總之是不再適中了。

　　治療這種濕熱侵入經脈的情況，有一首沒有方名的方子，出自薛雪的《濕熱病篇》，組成為：地龍、秦艽、威靈仙、滑石、蒼耳子、絲瓜藤、海風藤、黃連。本方雖然沒有名字，卻是很多醫家喜歡用的方子，有人把它叫做《濕熱病篇》第四條方。方中威靈仙、蒼耳子、秦艽祛風，地龍、絲瓜藤、海風藤通絡，滑石、黃連清熱除濕。

案例

　　劉渡舟先生曾治某男32歲，盛夏時在水田幹活，突感口噤不能開，接着出現四肢牽引拘攣、汗出沾衣、胸悶脘痞、進食少、噁心、舌苔黃膩，診斷為濕熱侵犯經絡脈隧。給予本方加味，3劑後四肢拘急減輕，6劑後痊癒，後又調理脾胃以鞏固。

濕熱入侵導致慢性病

如果濕熱侵入經絡以後再進一步發展，就會出現一種更令人煩惱的情況，古人叫做「主客渾受」或者「主客交」，什麼意思呢？主是指人的正氣，客是指濕熱邪氣。邪氣剛入侵時，正氣肯定要努力驅趕它，但如果正氣虛弱了，或邪氣入侵的時間長了，正氣沒有能力驅趕，就可能和邪氣混在一起，一旦二者膠結不解，再想袪邪就比較困難，這時可以說形成了比較頑固的慢性病。好比敵人在大的城市聚集時，我們可以用大部隊殲滅他們，但他們分散到鄉村以後和百姓混在一起，我們就不能猛攻，因為容易傷及百姓。這時還有兩種方案來驅趕邪氣，一是輔助正氣，正氣強大以後必然抑制邪氣，邪氣自然無處容身，會從鄉村出來再退守到城市裏，等它們聚集起來以後就可以用攻邪的方法；第二種方案就是用蟲類藥來搜剔，蟲類藥都是善鑽的，它們可以深入到基層，親自去處理邪氣，好比強盜都躲藏在居民家中，可以派警員挨家挨戶去搜查。理論上這兩種方案都可以，但對於濕熱之邪來說，給予大量的補益藥以後容易使氣機更加壅滯，這樣就加重了濕熱的膠結不解，所以用蟲類搜剔才是更合理的方案。

仿吳又可三甲散

薛雪的《濕熱病篇》裏還有一首方子就是治療本證的，本方也是沒有正規名字，被稱作「仿吳又可三甲散」，是從吳又可的三甲散變化而來的，三甲散本是治療瘟疫的方子，被薛雪化裁以後變成治療濕熱證的了，組成為：地鱉蟲、鱉甲、穿山甲、僵蠶、柴胡、桃仁。

　　本方對久病入絡、虛實夾雜的病症，如中風後遺症等有較好的療效，有些中風後遺症病人神志呆鈍，四肢僵硬，默默不語。還有個特點，不知道饑飽，不喂也不鬧餓，什麼時候喂都張嘴就吃，飽了也不知道。這都是濕熱蒙蔽的表現，但是給予一般的藥芳香逐穢開竅還沒有太好的效果，就是因為前面說的主客渾受，天長日久濕熱已經滲透入正氣之中了，必須以蟲類藥來解決。本方中鱉甲、穿山甲、土鱉蟲、僵蠶都可以搜剔絡脈中的邪氣，桃仁能活血通絡，最後還用了柴胡也很重要，前面的藥物僅是拱動了邪氣，進一步還需要柴胡把它們發散到體外，而且柴胡能行氣，本身就可以除濕。

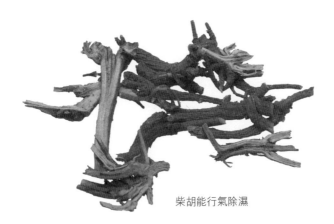

柴胡能行氣除濕

半夏白朮天麻湯
治療風痰上擾

　　半夏白朮天麻湯出自《醫學心悟》，組成為：半夏、天麻、茯苓、陳皮、白朮、甘草。本方可以看做是二陳湯的加味，在化痰濕的基礎上，又有了熄風的作用，能夠治療風痰上擾、眩暈、噁心、頭痛。

　　這個風並不是感受的外界風邪，而是由於脾胃虛弱，水穀精氣不能變為氣血而生成痰濕，痰濁之邪阻於中焦使清陽不能上升到頭目，肝氣也失去條達而生風，於是肝風夾雜痰濁之氣上擾頭目，發為頭痛脹悶、眩暈嘔吐等症狀。因此本方以二陳湯為主體，用來化痰濕，天麻在古代被稱為定風草，味甘微溫，能夠熄風鎮痙，治療內風引起的眩暈、頭痛藥。《脾胃論》說：「眼黑頭眩，非天麻不能除」。白朮健脾益氣，助運化而去水濕，在此可增強化痰的作用。《本經疏證》說：「白朮治眩，非治眩也，治痰飲與水耳」。如此配伍則痰濕除而眩暈止。

> **案例**
>
> 　　某女45歲，間斷頭暈、頭痛十餘年，開始時因為勞累出現間斷頭暈、頭痛如蒙，昏沉不清，胸悶氣短，2天前又頭暈加重，舌淡苔白膩。本證屬於脾虛導致的痰濕內阻，蒙蔽清竅而發生頭暈頭痛。給予本方加減，7劑後明顯減輕，後給予健脾化濕以鞏固。

半夏白朮天麻湯

原　　料　半夏4.5克，天麻3克，白朮3克，橘紅3克，茯苓3克，甘草1.5克，生
　　　　　薑2片，大棗3枚，蔓荊子3克。

用　　法　水煎服。

療效分析　主治痰飲上逆，頭昏眩暈，噁心嘔吐，不思飲食，舌苔白膩，脈弦滑。

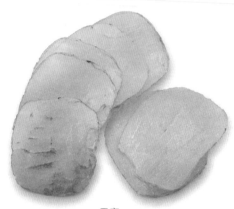

天麻

第 **6** 章

祛濕排體毒
妙治常見病..........

濕邪無處不在，無孔不入，不少內科常見病都與濕邪有關。本章將介紹一些相關症候和治療方法。由於病症診斷需要豐富經驗和中醫藥知識，讀者應在醫師指導下嘗試這些藥方。

感冒

感冒是最常見的疾病了，人人都有過經歷，它一年四季都可以發病，而每個季節發病的特點又不一樣，如春季多風熱，冬季多風寒，秋季多夾燥，夏季多夾濕。對付暑濕感冒可以採用散濕和滲濕兩種方法。

各類感冒的共同症狀一般為鼻塞，流涕，咳嗽，頭痛，發熱怕冷，全身不適等。暑濕感冒的症狀特點為汗出熱不解，或熱退後又反覆升高，流較為渾濁的鼻涕，頭有昏或重的感覺，也可伴有脹痛，軀體也覺沉重倦怠，心煩口渴，胸部或胃脘部痞悶。有時噁心欲吐，小便顏色較深，量少，舌質紅，苔黃膩，脈位較浮淺，不使勁按就能摸到，跳動柔軟無力，形狀比較細，速率偏快。

治療本證可選用新加香薷飲，香薷可以發汗解表，它是通過發汗的方法把附在體表的邪氣掀掉。金銀花和連翹辛涼清解，辛味能幫助香薷解表，性涼能夠清除感受的熱邪。更為重要的是厚朴、扁豆化濕和中，暑濕感冒的發熱之所以容易反覆，就是因為體內有粘滯的濕邪存留，使得外邪總有內應，厚朴、扁豆雖然只有兩味，卻代表了祛濕的兩種最基本方法，即散和滲，厚朴辛苦溫能散濕，扁豆甘淡能向下滲濕。

新加香薷飲

原　　料　香薷6克，金銀花9克，鮮扁豆花9克，厚朴6克，連翹6克。

用　　法　水煎2次作2次溫服，1日服2劑。

療效分析　祛暑解表，化濕和中。主要用於感冒，見發熱惡寒，無汗出，胸悶，口渴
　　　　　而喝水不多，苔白等。

健康貼士　① 如果熱邪偏盛的，體溫較高，心煩口渴比較明顯，可以加青蒿、荷葉、
　　　　　　蘆根清熱生津，甚至加少量黃連、黃芩苦寒清熱，並且這些苦寒藥還
　　　　　　有燥濕作用。

　　　　　② 如果體表的濕邪較重，可有明顯的身重倦怠，怕風，有汗出但不暢快，
　　　　　　要選用能解表化濕的藥，如藿香、佩蘭。

　　　　　③ 如果體內的濕邪較重，偏於中焦的可有明顯的脘腹痞脹，加蒼朮、半
　　　　　　夏以化濕和中；偏於下焦的可出現小便短赤，加滑石、茯苓、甘草以
　　　　　　清熱利濕；若偏於上焦可出現咳嗽痰濁，加杏仁、白蔻以宣展肺氣。

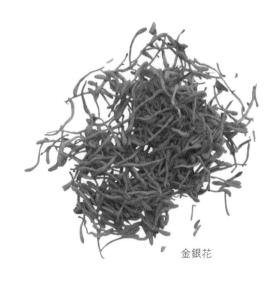

金銀花

咳嗽

　　咳嗽也是非常常見的疾病，它是由於多種原因導致了肺臟功能失調，進而出現肺氣上逆，這個過程可伴有咳吐痰液。導致咳嗽的原因，既可以是感受了外邪，也可以是內傷，即臟腑功能的失調。和濕濁有關的咳嗽一般都屬於內傷。

　　濕濁咳嗽，如痰濕阻於肺就可以引起肺氣上逆，表現為反覆咳嗽，咳聲比較重濁而不清脆，常因痰而咳嗽，吐出痰後則咳嗽暫緩，痰量較多而黏膩。早晨咳痰明顯，因為夜間氣血運行緩慢，會生成較多的痰濕，而夜間又沒有咳痰的行為，每到早晨都在體內積累了大量的痰濁，這時陽氣正好啟動，就努力通過咳嗽把痰濁排出。痰濁阻滯於中會出現胸悶，脘腹痞脹，進食少，甚至噁心嘔吐，大便偏稀或黏膩，舌苔白膩，脈濡滑。

痰濕咳嗽可選用二陳湯合三子養親湯

　　治療痰濕咳嗽以燥濕化痰為主，可以選用二陳湯合三子養親湯。我們說治療濕濁的方法主要是辛散向上和淡滲向下兩種途徑，如果病位偏上就以辛散為主，病位偏下就以淡滲為主，都是因勢利導。如二陳湯與三子養親湯就以辛散為主，二方合併後的藥物組成為：陳皮、半夏、甘草、茯苓、白芥子、萊菔子、蘇子。

　　半夏和陳皮是本方中主要的藥物，這兩味藥都能燥濕，陳皮是向上而散，半夏是下行散結，二味還能和脾胃，脾胃健則杜絕生痰之源。茯苓能淡滲祛濕，使痰濕滲利向下而行，與其他利水濕藥不同，它還有通過益氣

增強運化水濕的作用。除了茯苓和甘草，其餘都是苦辛藥物，這些藥物使用時需要注意量不可過大，掌握在 10 克以內就行，否則辛辣難咽，喝到肚裏也燒灼難忍。

二陳湯

原　　料	半夏12克，橘紅12克，茯苓6克，炙甘草4克。
用　　法	同煎六分，去滓，熱服，不拘時候。
療效分析	能夠燥濕化痰，治療濕痰咳嗽，可表現為痰多色白易咯，胸膈痞滿，噁心欲吐，肢體困倦等。

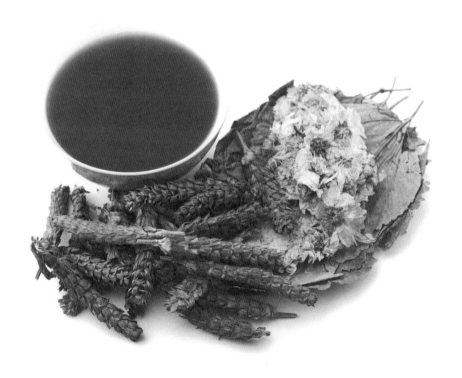

案例

　　二陳湯是治療痰濕的一個基本方子，就像補氣需要四君子湯，補血要四物湯一樣，所以只要是濕痰，一般都要考慮用二陳湯來化裁使用。如某4歲女童，流鼻涕咳嗽1個月，患兒精神不振，咳嗽痰多，流鼻涕，無汗，食慾差，大便溏。這是屬於內有脾胃濕滯，外有寒邪束縛體表。給予辛溫發散，和胃除濕。處方以二陳東加麻黃、細辛、杏仁。服3劑後，咳痰流涕減少，繼服3劑痊癒。

可依據不同病症添加藥材

　　痰濕的來源主要由脾虛不能運化引起，所以病久脾虛的可加黨參、白朮，這樣同原方中的茯苓、甘草組成了四君子湯，健脾益氣而杜絕生痰之源。如果有痰濁的同時又偏寒，咯痰多粘白如沫，可伴有怕冷，當加入乾薑、細辛以溫肺散寒。

　　乾薑和細辛這兩味藥很有意思，我們嚐一下就知道，乾薑入口就非常辣，細辛入口以後基本沒有什麼感覺，但過上一會就感覺麻得受不了，這種現象說明什麼呢？說明乾薑比較外放，細辛比較含蓄，一個是先發制人，一個是後發制人。因此乾薑首先掃除比較表淺的寒邪，細辛則祛除深層次的寒邪，它之所以叫做細辛，恐怕不僅僅因為它長得細，還可能因為它的氣比較細，能夠細緻地深入邪氣內部。

如果痰濁鬱閉日久化熱，則咳嗽較為急促，痰質粘厚或稠黃而不易咯出，口乾欲飲，甚至身熱面赤，舌紅苔黃膩，脈滑數。這時就要清熱化痰，如桑白皮、黃芩、知母、梔子都可以清肺熱，而化痰藥也不選白芥子、萊菔子等辛燥藥，貝母、瓜蔞都是不錯的清熱化痰藥，當然茯苓、甘草、陳皮等健脾理氣化痰藥可以保留。如果熱久傷陰的可加麥冬養肺陰，肺熱可以引起便秘，當加葶藶子、大黃，不但能通大便，還能夠瀉肺逐痰。

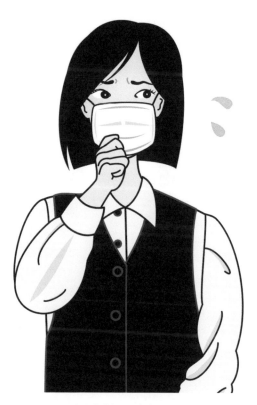

痰濕咳嗽者早晨咳痰明顯

失眠與多寐

　　失眠在現代社會中越來越常見了，可以有不同的原因，痰濁也可以引起失眠。人的入睡最終需要靠心腎的相交來完成，如果中焦脾胃形成了痰濕之邪，阻斷了心腎交通的道路就難以入睡。而濕邪蒙塞心竅則可能引起困倦欲睡。

痰濕失眠可選用半夏秫米湯

　　失眠同時可伴有胸悶脘痞，脾胃的運化功能失常則可能噁心噯氣，痰濁蒙蔽使清陽不能上升到頭部，就會頭昏頭重目眩，濕濁沉積於下焦表現為大便粘滯不爽，上泛於上表現為舌苔厚膩。痰濁日久化熱擾心，導致心煩。

　　治療本證首先考慮用大量半夏，半夏在這裏有兩個作用，性溫辛燥可以豁開痰濕，它本身又有引陽入陰的作用，能夠安神，因此選用內經中的名方半夏秫米湯來治療有不錯的效果。

半夏秫米湯

原　　料	半夏五合，秫米一升。
用　　法	煮後去其滓，每日三次，每次飲一小杯。
療效分析	用於濕痰內盛，胃不和則臥不安之失眠。
療效分析	可以根據症情適當加藥，如胃中不和而飲食停滯，輕微的加神曲、山楂；宿食停滯嚴重的，能出現噯腐吞酸，脘腹脹痛，可加入保和丸以和中安神。

如果是很頑固的失眠，甚至徹夜不眠，伴有大便秘結的，可能體內有頑痰形成，可試用礞石滾痰丸以逐痰安神，清熱降火，但本方可能損傷正氣，要在專業醫生的指導下使用。痰濕化熱的需要清熱化痰，選用黃連溫膽湯，本方用黃連、竹茹能夠降火化痰，也用到了半夏化痰，另外還有茯苓、陳皮、枳實理氣滲濕。

痰濕或引起嗜睡

痰濕不僅能夠引起失眠，還能導致多寐。濕邪蒙塞心竅則可能不分晝夜地困倦欲睡，能夠叫醒，但醒後又很快再次入睡。朱丹溪[1]說：「脾胃受濕，沉困無力，怠惰好臥」，就指出了脾胃受濕可導致多寐。濕盛困脾的患者可以伴有濕邪的一般症狀，如頭蒙如裹、肢體沉重懶動、胸脘痞滿、納食少、泛泛噁心、嚴重時可有肢體浮腫。

治療首選平胃散以燥濕健脾，本方用蒼朮、陳皮、厚朴行氣燥濕，可以加藿香芳香化濁，菖蒲有開心竅的作用，並且能夠醒脾化濕，可以加入以提神開竅。濕濁困脾日久可導致脾氣虛弱，出現面色萎黃，大便稀溏，脈虛弱，這時不能再單純行氣燥濕，更要配合健脾益氣，可選用香砂六君子湯，本方以黨參、茯苓、白朮、甘草健脾益氣，木香、砂仁有行氣醒脾的作用，也用到陳皮、半夏來行氣燥濕。

平胃散

原　　料	陳皮10克，厚樸10克，蒼朮12克，甘草5克，生薑10克，大棗5枚。
用　　法	作湯劑，水煎服。
療效分析	主治脾胃濕阻證。症狀為脘腹脹滿，噯氣泛酸，納差，口淡無味等。

---

[1] 朱丹溪，名震亨，字彥修。因世居丹溪，故人稱朱丹溪。元代義烏人。與劉完素、張從正、李杲等人並稱金元四大醫學家，為「滋陰派」的創始人。

胃痛

　　濕熱犯胃可以導致胃痛，熱性使得疼痛有燒灼感、痛勢急迫、口乾口苦、小便色黃。濕邪則使胃脘痞悶、口渴不欲飲、身重倦怠、納少噁心、舌苔黃膩，治療需要清中化濕、理氣和胃。

　　方用清中湯，以黃連、梔子清熱燥濕，半夏、茯苓、陳皮、甘草組成二陳湯（見P163），為祛痰濕的經典方。還可根據濕和熱的偏多偏少進行調整。濕濁偏重的加蒼朮、藿香以燥濕醒脾，熱邪偏重的加蒲公英、黃芩清泄胃熱，伴噁心嘔吐的加竹茹，大便秘結不通的加大黃通下導滯，腹脹明顯的加厚朴、枳實以理氣消脹。

　　濕熱胃痛日久還可以傷胃陰，形成陰虛夾濕的複雜局面，其原因除了熱邪傷陰以外，還可以伴有藥物因素，如化濕中藥大都具有燥性，容易傷陰。另外在臨床中觀察，長期服用抑制胃酸分泌的西藥，時間長了也會導致胃陰虛。陰虛夾濕的治療較為複雜，因為化濕容易傷陰，滋陰容易助濕，所以用藥要根據濕熱與陰虛的輕重先後來安排順序，濕熱嚴重的先祛濕，陰虛嚴重的先滋陰。

　　如果是先有陰虛體質，後出現脾胃濕熱，這時陰虛是本，濕熱為標，中醫中有個「急則治標，緩則治本」的原則，所以先以化濕為主，濕去以後再重點養陰；如果是先有脾胃濕熱，應該先停服原來之藥，並給予滋陰，待陰液恢復後再進行化濕。如滋陰可用沙參、麥冬之類，少用地黃、阿膠；化濕用藿香、佩蘭，少用羌活、蒼朮。

頭痛

　　由濕邪引起的頭痛，既可以是外濕，也可以是內濕。前者會感覺四肢也困重，且濕邪阻於下焦，腸道分清泌濁失職，可小便不利，後者則伴隨胸脘滿悶，納呆嘔惡，倦怠無力，舌苔白膩等症狀。

　　如果是外濕導致的風濕頭痛，邪氣從外困遏清陽，所以感覺頭痛如裹。四肢相對於軀幹來說屬外，風濕從外侵襲，首先要攻擊屬外的四肢，出現肢體困重，濕邪入侵到脾胃，不能升清降濁，會有胸腹痞悶，大便溏薄。治療需要祛風勝濕佐以通竅，用羌活勝濕湯，以羌活、獨活、槁本、防風、蔓荊子祛風除濕，散寒止痛，川芎可以通竅活血止痛。

　　內濕引起的頭痛多由於脾失健運，逐漸生出痰濕，痰濕蒙蔽清竅以後，使得頭痛有種昏蒙感，頭腦不像其他頭痛那樣清晰，同時也可伴有濕濁的一般症狀，如胸脘滿悶、納呆嘔噁、倦怠無力、舌苔白膩等。對於這類頭痛要健脾燥濕，化痰降逆，選用半夏白朮天麻湯。以半夏、生薑、陳皮和中化痰降逆，茯苓白朮健脾化濕，天麻平肝熄風。

　　如果痰濕鬱久化熱，出現口苦便秘，加黃芩、竹茹以清熱化痰。本方不僅能治頭痛，也能治療痰濁上蒙的頭暈，表現為眩暈、頭重昏蒙，因為天麻有定風止眩的作用。

痞滿
腹痛

　　痞滿是自覺心下脹滿的一種病症，脹滿的地方按壓不痛，也摸不到有形的硬塊。這種無形的阻滯和濕邪的性質是很相像的，所以自覺痞滿的人有很大一部分是由於濕濁阻於中焦，表現為胃脘或上腹部堵悶不適，空腹時也堵，進食後更加明顯，嚴重時可牽連到胸部亦覺滿悶。

　　濕濁在中焦阻塞使清陽之氣不能上達於頭，出現頭暈目眩，脾胃受濕邪困阻則不欲進食，噁心欲吐。濕邪影響到全身則身重困倦。治療應當理氣除濕化痰，方用二陳平胃散，以半夏、蒼朮、陳皮、厚朴辛燥化濕，茯苓、甘草滲濕和胃，如果兼有脾胃虛弱可以加黨參、白朮健脾益氣。

　　濕濁日久可能化熱，在痞滿的同時伴有燒心嘈雜不舒、口乾苦、舌紅苔黃膩，這就需要清熱化濕，可以用半夏瀉心湯化裁，以黃芩、黃連苦寒清除濕熱，半夏、乾薑辛溫開破濕濁，還可以再加厚朴理氣祛濕，菖蒲芳香化濕醒脾。如濕熱上蒸出現胸膈煩悶的，加梔子豆豉開宣上焦鬱熱，如濕熱墜下出現大便粘滯不爽，可加大黃以通利下焦濕熱。

　　腹痛可以有寒熱虛實的區別，和濕有關的是濕熱壅滯型的腹痛。因為濕熱阻滯氣機使腑氣不通，故在腹部疼痛的同時可伴有脹滿拒按、大便秘結或粘滯不爽，進一步影響到胸膈的氣機會出現胸悶不舒。濕熱在下面蒸騰，可以出現身熱汗出，下焦氣機不暢則小便短赤，治療應當行氣導滯、通腑泄熱，給予枳實導滯丸，該方已經在前面介紹（見 p146），這裏不再重複。

泄瀉

泄瀉是指排便次數增多，糞質稀溏的病症。它的基本病機是脾虛濕盛，濕邪困脾以後，使脾的升清功能受限，從而導致水穀精氣下注而發生泄瀉。

濕邪的產生既可以是感受的外濕，也可以是脾虛失運而生成的內濕。泄瀉的治療原則就是運脾化濕，具體再根據寒濕和濕熱的不同，分別採用溫化寒濕和清化濕熱的方法。寒濕內盛的泄瀉，糞便清稀甚至如水樣，寒濕之邪阻滯腸胃的氣機，會有腹痛腸鳴；如果兼有外感風寒，則伴發熱惡寒、頭痛、肢體痠痛，治療給予散寒化濕。

方子可用藿香正氣散，藿香能夠辛溫散寒，芳香化濁；茯苓、蒼朮健脾化濕；半夏、陳皮、木香、厚朴、大腹皮等能夠行氣化濕；紫蘇、白芷、桔梗疏利氣機。如果是濕熱造成的泄瀉，則瀉下急迫，糞色黃褐，氣味臭穢，肛門有灼熱感，小便短赤，舌紅苔黃膩。這種情況需要清熱利濕，方用葛根芩連湯，黃芩、黃連性味苦寒，可以清熱燥濕，葛根則升清止瀉，甘草能夠甘緩和中。

痺症

　　痺證是指由於機體的正氣不足，衛外的功能不牢固，使風、寒、濕、熱等邪氣乘虛而入，導致氣血凝滯，經絡痺阻的疾病。

　　本病可以是工作於濕熱環境中感受風濕熱邪所致，如在農田作業，野外施工時，處於天暑地蒸之中；或處於較高濕度、溫度的室內，風濕熱之邪乘虛而入。還可以是經常在濕冷的環境感受風寒濕邪，所以痺症總是伴有濕邪的。

　　本病的症狀特徵是自覺肢體關節肌肉疼痛、屈伸不利。如果是濕邪偏盛的痺症，表現為重著而痛、手足笨重、活動不靈、肌肉麻木不仁、筋脈拘急、苔白膩、脈濡緩。治療以除濕通絡為原則。

　　主方可以選用薏苡仁湯。組成為薏苡仁、當歸、芍藥、麻黃、肉桂、甘草、蒼朮。薏苡仁和蒼朮可以祛濕，麻黃、肉桂祛除風寒，當歸、白芍避免藥性過燥，甘草調和藥性。

　　本病是因正氣不足，感受外在的風寒濕熱之邪而成。因此，平時注意調攝，增強體質和加強病後護理，便顯得格外重要。應堅持鍛煉身體，增強機體禦邪能力；創造條件，改善濕冷或濕熱等不良的工作、生活環境，避免外邪入侵；一旦受寒、冒雨等應及時治療，如服用薑湯等祛邪措施都有助於預防痺病的發生。病後調攝護理方面，更需做好防寒保暖等預防工作，應保護病變肢體，提防跌撲等以免受傷，可配合針灸、推拿等方法進行治療，有助於痺病的康復。

腰痛

　　腰痛是以腰部一側或兩側疼痛為主要症狀的一種病證。急性閃挫、久病勞損、外感風寒濕邪都可導致腰痛。我們主要介紹寒濕和濕熱腰痛，這類腰痛是因為風寒濕邪客於膀胱經及督脈後，造成氣血凝滯、脈絡不通所致。

　　這類腰痛可表現為腰膝冷痛、轉側不利、下肢重著、走竄麻痛等多種症狀。靜臥不減，陰雨天加重。治療應當散寒祛濕，溫通經絡。可以選擇甘薑苓朮湯加味，組成為乾薑、炙甘草、白朮、茯苓、杜仲、獨活、狗脊、牛膝。其中乾薑、茯苓、白朮是溫化寒濕的，杜仲、牛膝、獨活、狗脊可以補腎強腰。如果濕邪化熱變成濕熱型腰痛，痛處可伴有熱感，熱天或雨天疼痛加重，活動後可減輕，尿赤。舌苔黃膩，脈滑數。應當清熱利濕，舒筋通絡。方選四妙散：蒼朮、黃柏、薏苡仁、牛膝。本方對祛除腰腿的濕熱有很好的效果，還可以再根據需要加忍冬藤、萆薢、木瓜、防己、海桐皮等舒筋通絡祛濕。

　　腰腿發作不要僅指望止痛藥，止痛藥只能緩解腰痛，平時正確用腰、保護腰才是腰部健康的根本。大部分腰痛都是由於肌肉疼痛引起，在肌肉的周圍覆蓋着叫「肌膜」的結構，相當於肌肉的那層白色薄膜。肌肉收縮傷及肌膜，引發肌膜炎就產生疼痛。這時注意不要給腰部施加壓力。發生疼痛的這個部位的肌肉常常會彈性下降，一旦不注意，疼痛就會發作。日常腰不痛的時候要注意鍛煉腰肌，促進腰部血液循環，及時排出腰部老舊廢物，並且腰肌在鍛煉的時候，不宜太過激烈，以免損傷加重腰痛。

水腫

　　水腫是指體內水液留滯，氾濫肌膚，以頭面、眼瞼、四肢、腹背，甚至全身浮腫為特徵的一類病證。

　　人體水液的運行，有賴於氣的推動，具體來說有賴於脾氣的運化轉輸，肺氣的宣降通調，腎氣的蒸化開合。這些臟腑功能正常，則三焦通暢，小便通利，可維持正常的水液代謝。反之，若由外感風寒濕熱之邪，水濕浸漬，飲食勞倦等原因導致上述臟腑功能失調，即可發為水腫。風邪外襲而內舍於肺，使肺氣失去宣降通調的功能，上則津液不能宣發外達以營養肌膚，下則不能通調水道，使水液留滯於體內，進一步會氾濫肌膚，發為水腫。久居濕地，或冒雨涉水，水濕之氣內侵可使脾被濕困，而失去運化功能，致水濕停聚不行，發為水腫。飲食勞倦傷及脾胃，也可使脾氣運化失常，引起水液瀦留體內，而成水腫。濕熱壅盛導致的水腫可見遍體浮腫，皮膚繃急光亮，胸脘痞悶，煩熱口渴，或口苦口粘、小便短赤，或大便不暢、舌紅、苔黃膩、脈滑數或沉數。

　　治療給予分利濕熱，方用疏鑿飲子。本方以羌活、秦艽疏風解表，使在表之水從汗而疏解；大腹皮、茯苓皮、生薑協同羌活、秦艽以去肌膚之水；澤瀉、木通、椒目、赤小豆，協同商陸、檳榔通利大小二便，使在裏之水邪從下排出。疏表有利於通裏，通裏有助於疏表，如此上下表裏分消，使濕熱之邪得以清利，則腫熱自消。